デジタル対応で学ぶ！
歯科医師・歯科技工士必携

シェード テイキング 超入門

小田中康裕：監修

相羽直樹　　岩崎智幸
青島徹児　　瓜坂達也
伊藤竜馬　　小田中康裕：著

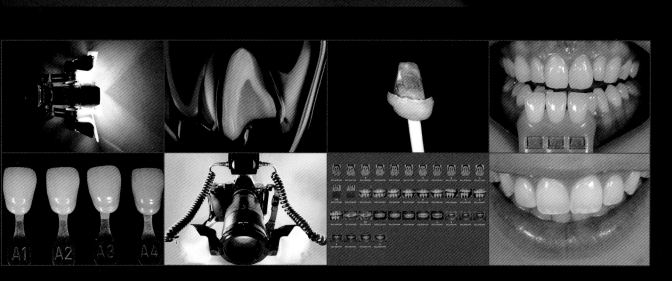

クインテッセンス出版株式会社　2018
QUINTESSENCE PUBLISHING
Berlin, Barcelona, Chicago, Istanbul, London, Milan, Moscow, New Delhi, Paris, Prague, São Paulo,
Seoul, Singapore, Tokyo, Warsaw

監修者・執筆者一覧

監修

小田中康裕（歯科技工士：oral design 彩雲）

執筆（五十音順・敬称略）

相羽直樹（歯科技工士：Science Art Inc., oral design Monterey）
青島徹児（歯科医師：青島デンタルオフィス）
伊藤竜馬（歯科技工士：リープ・セラミック・アーツ）
岩崎智幸（歯科技工士：Studio IMO, PHOTOLOGIC）
瓜坂達也（歯科技工士：LUCENT Dental Laboratory）
小田中康裕

刊行にあたって

本書は、11年前に刊行された「QDT別冊 若手歯科医師・技工士のためのシェードテイキング超入門」の反省点を反映させたものとなっています。11年前までは、筆者もまだスライドフィルムを使用しており、まだまだ色調再現的にはフィルムの方が優れていると思っていました。しかし今思うと、すでにその時にはフィルムカメラは取り残されつつあった時代で、筆者の判断の甘さもあり、同書は若干統一性のない中途半端な作りの本になったかもしれないと反省してきました（基本的に、カメラの操作は同じなのですが）。とはいえ、同書は多くの皆さんからの支持をいただき、海外でも評判をいただくことができました。

カメラは時代とともに進歩して、われわれの歯科の審美の世界も変化しています。またユーザーもそれに対応して進歩しています。そういった点も踏まえ、本書は当然のことながらデジタルカメラに特化して編集してあります。また、いろいろとカメラに対しての考え方が散漫にならぬよう、お互いに共通の知識をもった筆者どうしが執筆していますので、この本を読むことにより矛盾のないカメラの操作の方向性が見えてくるはずです。読者に基本的な知識を共有してほしいという願いがこの本には込められています。

デジタルカメラを使えば、基本的にシャッターを押せばだれでも簡単に写真を撮ることができます。スマートフォンでも、写真は撮れます。しかし、これが口腔内写真となると話は別です。口腔内の写真を撮影・伝達するためには、最低限の機材が必要であり、それらを揃えてはじめて口腔内撮影ができ、それを補綴物として具現化できるのです。スマートフォンや簡単なデ

ジタルカメラでも、曲がりなりには口腔内撮影は可能かもしれませんが、そういった写真を送られてきた時点で歯科技工士はそのレベルの色調再現の補綴物の納品で構わないと判断しますし、それ以上のものを求められてもトラブルが生じるだけです。なぜなら、それ以上の努力を行っても色調再現に限界があるからです。それでも一昔前のポラロイドカメラでの色調再現に比べればマシなのですが……。

そこで、改めてこの本の主旨を述べますと、それはタイトルにもあるように「シェードテイキング超入門」です。機材を揃えてこの本を読んでいただければ、口腔内写真が撮影できるようになっています。デジタルカメラではある程度簡単に撮影できるために自己流の撮影方法や理論が散見されますが、とにかくここで基本的な考え方、撮影方法を身につけていただきたいと思います。本書は、SNSなどにアップロードされているような、上手い、芸術的な写真を撮るための本ではありません。真実を客観的に相手に情報を伝える手段のための本と受け取っていただきたいと思います。余談ですが、最近の口腔内写真は、何が本当なのかが分からないものが多々あるように見受けられます。本来ならば、われわれは講演や論文にある患者を直接見たり、サンプルを見たりできればよいのですが、残念ながら誌面やスクリーン上での発表がすべてになっています。このこと自体は銀塩写真・フィルムカメラの時代と何ら変わりはないのですが、デジタル画像は容易に加工ができるために、フィルムの時代とは違って何が真実の臨床なのかが今ひとつ分からない時代になってしまいました。

本書のような企画が人気を集める要

因としては、写真やカメラの理論・操作がわからないという基本的な理由に加え、臨床におけるシェードテイキングの9割以上が印象採得が終わった後に行われているという問題が挙げられると思います（44ページ参照）。この問題に関しては、筆者が知るかぎり30年以上前から問題提起されていたはずですが、この問題は解決されないまま、われわれはこの条件下で技工を行っていることになります。その上で、色調に関するエラーは全面的に歯科技工士の責任にされるということが多々あります。なぜ、このようなことを長い間繰り返しているのでしょうか。これは、色調には学問や理論があると歯科医師が思っていない、あるいは感じていないということではないでしょうか。さらにいえば、歯科メーカーにもそのような傾向があることに驚いたこともあります。よって、これが解決されないのは当然なのかもしれませんが、それでいながら結果の責任はすべて歯科技工士に求められるのでは、たまったものではありません。

本書はシェードテイキング超入門というタイトルですが、初心者用の内容だけではなく、後半は臨床的な撮影方法、シェード分析方法も含まれている本になっており、読み応えは十分にあるはずです。また、本書には11年前から構想があった「付録」がついています。これをもとに、歯科医師と歯科技工士は必要な写真、欲しい写真の指示・確認などを行いコミュニケーションを円滑にしていただきたいと思いますし、それによって歯科治療の水準が上がることを願い、信じています。

2018年7月

小田中康裕

目次

巻頭グラフ

こんな写真では伝わらない！……9

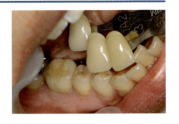

第1部 基礎編─色の知識 覚えておくべきあれこれ

第1章 "色"の知識これだけは

1. 色ってどういうもの？……14
2. 色の要素 「明度」「彩度」「色相」を知ろう……15
3. 明度を知ろう……16
4. 彩度を知ろう……18
5. 色相を知ろう……20
6. 「色」を数値で表すL*a*b*表色系……22
7. 補色を知ろう〈物理補色〉……23
8. 補色を知ろう〈心理補色〉……24

Column 1：オールセラミックスでの「赤み付与」はやりすぎに注意！……26
Column 2：天然歯の蛍光性とは？……27

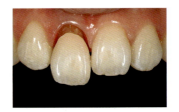

第2章 天然歯の色を知ろう

1. 天然歯と補綴物はどう違うの？……28
2. 天然歯の色を形作る要素を知ろう……30
3. 天然歯の経時的な色の変化を知ろう……32

Column 3：患者の価値観に応えられる料金体系を考える……34

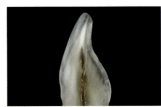

第2部 準備編─シェードテイキングその前に……これだけは知っておこう

第1章 チームで知っておきたい基礎知識

1. 正しい情報とは何かを知ろう……36
2. 色を見るための光源を知ろう＋メタメリズムについて……38

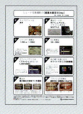
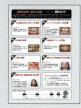

付録
シェード写真撮影の[超基本設定 8 Step]

3．色を見るのに最適な環境を知ろう……42
4．シェードテイキングは来院直後に……44
5．フレームワークの材料について知ろう……46
6．モノリシックレストレーションと単純築盛の限界について知ろう……48
7．支台歯のシェードと補綴物の色の関係を知ろう……50

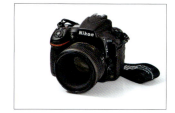

第 2 章 これだけは揃えよう

1．シェードテイキングに必要な道具……52
2．シェードガイドを用意しよう……54
3．シェードガイド選択の基準は？……55
4．シェードガイドの限界を知ろう……56
5．シェードガイドの使いかたと見かたを知ろう……58
6．カメラの種類を知ろう……60
7．歯科用にキット販売されているカメラはどのようなものか？……62
8．口腔内規格写真撮影（近接撮影）にはどのようなカメラを選ぶ？……64
9．顔貌写真撮影にはどのようなカメラを選ぶ？……68
10．口腔内撮影に必須のフラッシュを知ろう……70
11．リングフラッシュのメリット・デメリット……72
12．ツインフラッシュのメリット・デメリット……73
13．ディフューザーは必要？ 不要？……74

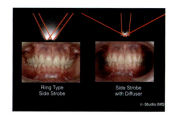

Column 4：立ち会いをする歯科技工士から歯科医師にお願いしたいこと……75
Column 5：回折現象とは？……76
Column 6：実効 F 値・公称 F 値と露出低下の関係……77

第 3 章 最低限必要なカメラの知識

1．適正露出を知ろう……78
2．被写界深度を知ろう……80
3．撮影倍率と被写界深度の関係を知ろう……82
4-1．カメラのセッティングを知ろう〈絞りとシャッター速度〉……86
4-2．カメラのセッティングを知ろう〈フラッシュの位置・角度・出力〉……88
4-3．カメラのセッティングを知ろう〈ISO 感度〉……90
4-4．カメラのセッティングを知ろう〈ホワイトバランス〉……92
4-5．カメラのセッティングを知ろう〈ピクチャーコントロール・ピクチャースタイル〉……94
4-6．カメラのセッティングを知ろう〈筆者のおすすめ設定〉……98
5．「歯科専用カメラ」とはどんなものか？……102
6．ミラーレス一眼カメラとは？……104
7．「フルサイズ」「APS-C」「フォーサーズ」とはどんなものか？……106
8．撮った画像、どうやって保存・整理する？……108

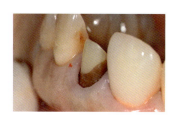

Column 7：ミラーレス一眼カメラは臨床で使えるか？……112

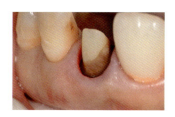

目次

第3部 実践編──さあやってみようシェードテイキング

第1章 5 Stepでできるシェードテイキング

1. Step その① シェードタブを並べる……114
2. Step その② シェードタブを選ぶ……115
3. Step その③ デンティン（象牙質）を見る……116
4. Step その④ エナメルを見る……117
5. Step その⑤ 写真撮影……118
6. 補綴物のオーダー〜完成〜装着…120

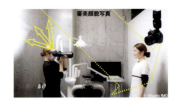

第2章 目的に応じたシェードテイキング

1. 少数歯補綴の場合……122
2. 多数歯補綴の場合……124

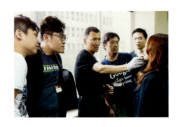

第3章 参考資料としての顔貌写真の撮りかた

1. 資料としての顔貌写真に求められる条件とは……126
2. 顔貌写真のために必要なレンズを知ろう……130
3. 顔貌写真のためのライティングを知ろう……132

Column 8：TTLとは何のことか？……138
Column 9：中切歯単冠に顔貌写真は必要？……140
Column 10：天然歯の特徴を考慮した自然な前歯部のグラデーションが自然感を生む……140

第4部 テクニック編

私のシェードテイキング

私のシェードテイキング　その1……142

Column 11：「Value Shift」に注意しよう！……156

私のシェードテイキング　その2……160

参考文献……174

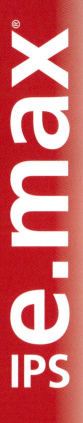
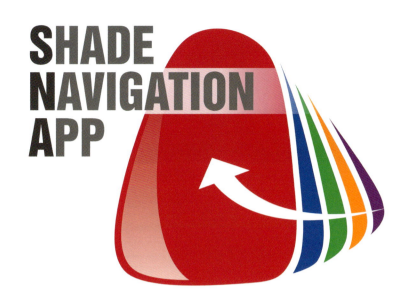

5ステップで簡単にシェードと透過性を決定できるアプリ誕生

IPS e.max シェードナビ アプリ

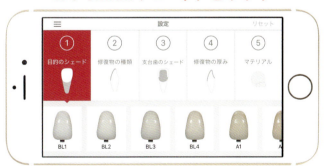
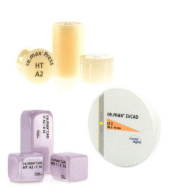

無料ダウンロード

アプリ内を検索！ IPS e.max 🔍

一般的名称：歯科切削加工用セラミックス / 販売名：IPS e.max キャド / 認証番号：220AGBZX00008000 / 管理医療機器

←使用方法はこちらから

www.ivoclarvivadent.jp

Ivoclar Vivadent 株式会社 〒113-0033 東京都文京区本郷 1-28-24 TEL 03-6801-1301 FAX 03-5844-3657

PR0000A02

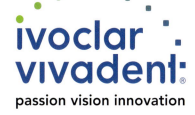

QDT別冊 ジャパニーズ エステティック デンティストリー 2018

日本発・世界を牽引する最新審美症例集

THE JAPANESE JOURNAL OF
Esthetic
DENTISTRY

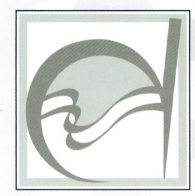

2018年、最先端の審美修復治療に臨むための知識を、ここから。

▼本誌は、Quintessenz Verlag（ドイツ）発行の「the International Journal of Esthetic Dentistry」の日本版。創刊4年目を迎え、いっそう充実した内容に。今年も、日本屈指の著名臨床家陣が世界を見据えたテクニックとマテリアルで送り出す審美症例の数々に目を奪われる。また、例年好評のthe International Journal of Esthetic Dentistryからの翻訳論文も掲載。すべての症例が、症例への深い考察とチームワーク、そして患者とのコミュニケーションの結果として仕上がっている。読者は、最先端審美修復の目撃者となる。

山﨑長郎：編集委員長

山﨑長郎／植松厚夫／大河雅之／山崎 竜／
構 義徳／高橋 健／青島徹児／藍 浩之／
丹野 努／Marco Veneziani：著

● QUINTESSENCE PUBLISHING 日本　●サイズ：A4判変型　●154ページ　●定価　本体6,400円（税別）

クインテッセンス出版株式会社

〒113-0033　東京都文京区本郷3丁目2番6号　クイントハウスビル
TEL 03-5842-2272（営業）　FAX 03-5800-7592　http://www.quint-j.co.jp/　e-mail mb@quint-j.co.jp

巻頭グラフ：こんな写真では伝わらない！

執筆：小田中康裕

伝わらないその①：露出オーバー／アンダーな写真

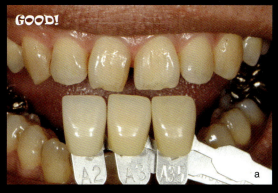

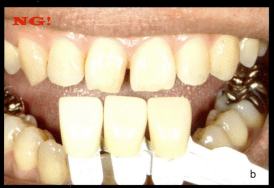
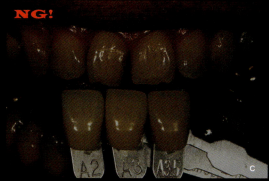

図1a〜c　適正な露出で撮影された写真(a)はもっとも色情報が多く、シェード写真として適します。一方、オーバー(b)、アンダーな写真(c)は、PCで補正しても厳しいです。結局は撮影時の適正露出が近道です。

シェード写真は「ビジネスレター」

シェードテイキングの口腔内写真は、ビジネスレターと同じようなものと筆者は考えています。ここでご紹介するのは、その「レターの書き方」が間違っている例です（図1〜6）。写真の撮影方法によって、伝わるものが大きく変わることがご理解いただけると思います。芸術のための写真ではないので、最低限の枚数で多くの情報を伝えることがとても大切です（通常は少なすぎる枚数かもしれません）。また、技工料金に見合わない、技工指示以上の撮影も必要な

いと思います。また基本的にカメラの画質モードはJPEG・FINEで十分です。NORMALでも問題はありません。

また、歯科技工士側は写真データを受け取った後、「色調再現が適当になされているのか?!」と疑問を感じた場合くらいしか、色調を修正することはありませんので、そういった設定で大丈夫ということです。かといって、少ないデータですと色調にスカスカ感があり、色調再現はとても難しいものとなります。RAWやTIFFデータはいたずらに歯科医師と歯科技工士の伝達が重くなるだけですので、シェー

伝わらないその②：ピント・シェードガイドの位置がよくない写真

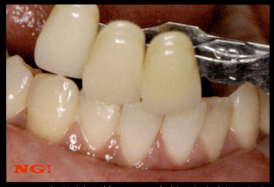

図2　ピントは甘く、天然歯にシェードガイドが被っていて色調がよく確認できません。また、天然歯は犬歯は彩度が高く、中切歯に向かい彩度が低くなっていきますので、できるならばシェードガイドの並びも逆にしたいところです。

伝わらないその③：撮影する角度がよくない写真

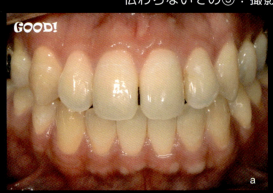
a

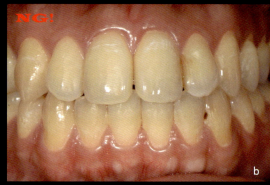
b

図3a、b　角度がよくない写真、その①です。前歯部の撮影ではフラッシュの反射が歯冠1/2～歯頚部1/3の領域になるように撮影を行ってください。同じ機材の撮影でもまったくイメージの違う写真になってしまいます。

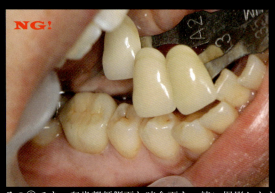

図4　角度がよくない写真、その②です。臼歯部頬側面と咬合面を一緒に撮影したと思われる写真ですが、臼歯部のシェードテイキングの場合には、咬合面と頬側のシェードテイキングを別々に行っていただきたいです。

イキングのやり取りではあまり好ましいものでく、あくまでも適当なサイズで、適正露出で、て客観性をもった写真を撮るということが必要っています。そのための方法が、本書には示さいます。また、口腔内写真撮影用のカメラの設

定は基本的に毎回変化させるものではありませんので、絞りがかならず22前後で撮影できるようセッティングしてください。また、フラッシュのバッテリー残量が落ちてきますとチャージするまでに時間がかかり、それを待たずに撮影すると露出アンダー

伝わらないその④：ピント・シェードガイドの本数が少ない写真

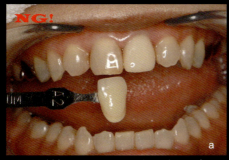 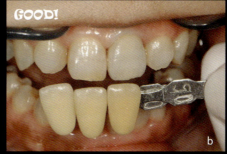

図5a、b　aは、近似しているシェードガイド1本だけで撮影された写真です。この写真は角度も悪く、撮影倍率も低い（遠い）ため、対象となる歯牙の色調情報が乏しくなっています。さらにリングフラッシュのため、反射が強いです。bは同じ患者の口腔内を筆者が撮影したものですが、まったく違う口腔内のように見えます。「写真は真実を写す?!」1枚の写真も、撮りかたが違うだけでこれだけ情報の伝達量が違ってくるのです。

伝わらないその⑤：携帯電話で撮影した写真

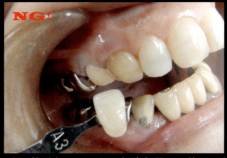

図5c　携帯電話で撮影した写真です。簡単なシェードの伝達などには使用できる可能性はある写真ですが、一眼カメラで撮影したものに比べて情報量が乏しいことは明らかで、多色築盛などの伝達には避けたいものです。また、マクロ専用のレンズではないために湾曲も大きく出やすいことは理解しておくべきです。

伝わらないその⑥：ホワイトバランスがよくない写真

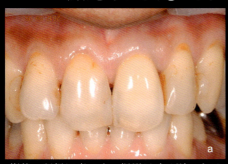 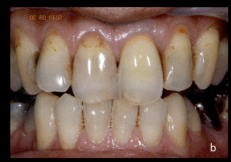

図6a、b　術後の記録写真です。撮影日時は別ですが、基本的に同じ条件で撮影しました。違いは、カメラの機種のみです。aのD3000（ニコン）で撮影した写真では何度かホワイトバランスを修正したのですが、オレンジ色が被ってしまいました。bのD3300（ニコン）はさほど修正していませんが、肉眼に近い写りになりました。

になりがちです。そういう時には、F値を開くのではなく、ISO感度を上げる事をお勧めいたします（ISO400ぐらいまでが上限）。こういったノウハウも、本書の執筆陣によって随所に散りばめられています。

本書を参考にしていただき、1枚の写真の中に十分な情報を含んだ、客観性のある写真を撮れるようにしてください。そうすることにより歯科技工士の腕も発揮できるはずですし、やる気も出ることでしょう！（本項は「QDT」2016年1月号付録「シェードテイキング ポケットマニュアル」より再録・改変）

成功例・失敗例で学ぶ
規格性のある口腔内写真撮影講座

須呂剛士 著

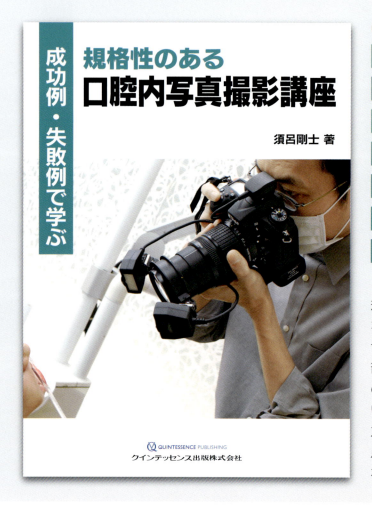

CONTENTS

- Lesson1　口腔内写真の規格性とは
- Lesson2　基本的な撮影用語
- Lesson3　カメラシステム
- Lesson4　口角鉤の使い方とミラーに求められる条件
- Lesson5　撮影を始める前に
- Lesson6　部位別撮影編
- Lesson7　シェードテイキング

規格性のある口腔内写真撮影を行うには，理屈だけでなく実際に手を動かし，繰り返し練習することが欠かせない．本書は基本的な写真用語の解説はもちろん，部位別の撮影手順やそのコツをときに成功例・失敗例の〇×形式でレクチャー．さらに，歯冠修復に欠かせないシェード写真の撮影法に至るまで，知識と実践の両方がバランスよく学べるレッスン書．また図の一点一点が大きく，見やすさを重視したレイアウトも類書にない魅力．

河原英雄先生 推薦!!

「口腔内写真撮影時における患者さんの苦痛を少しでも軽減し，快くご協力いただくための物理的な工夫や心理的な配慮点が，随所に記載されている」（「推薦の言葉」より）

●サイズ:A4判変型　●144ページ　●定価　本体7,800円（税別）

QUINTESSENCE PUBLISHING 日本
クインテッセンス出版株式会社
〒113-0033　東京都文京区本郷3丁目2番6号　クイントハウスビル

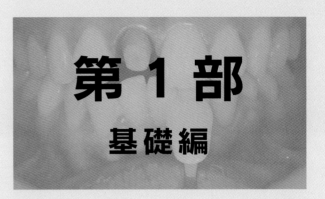

第1部
基礎編

色の知識
覚えておくべきあれこれ

第1章 "色"の知識これだけは

1. 色ってどういうもの？
2. 色の要素 「明度」「彩度」「色相」を知ろう
3. 明度を知ろう
4. 彩度を知ろう
5. 色相を知ろう
6. 「色」を数値で表すL*a*b*表色系
7. 補色を知ろう〈物理補色〉
8. 補色を知ろう〈心理補色〉

Column 1：オールセラミックスでの「赤み付与」はやりすぎに注意！
Column 2：天然歯の蛍光性とは？

第2章 天然歯の色を知ろう

1. 天然歯と補綴物はどう違うの？
2. 天然歯の色を形作る要素を知ろう
3. 天然歯の経時的な色の変化を知ろう

Column 3：患者の価値観に応えられる料金体系を考える

第1章 "色"の知識これだけは

1. 色ってどういうもの？

執筆：伊藤竜馬

この花は何色？

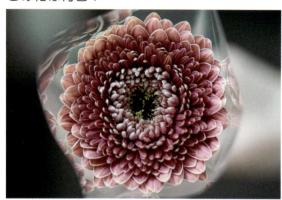

図1-1-1 この写真の花の色は言葉に表すと何色でしょうか？ 「赤」と答える人もいれば、「赤紫」や「桃色」と答える人もいるかもしれません。どの言葉も広義では正解かもしれませんが、正確な色を表してはいません。それほど、色を言葉で表すことは難しいのです。

この歯は何色？

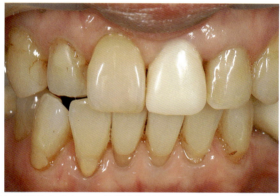

図1-1-2 このように比較となるシェードガイドが入っていない画像が送られてきて、「A4くらいです」と伝えられたときにこの画像だけを参考に正確な歯の色調を再現できるでしょうか？

言葉だけでは伝えきれないのが"色"

この世界にはさまざまな色彩が溢れ、無限ともいえる色があります。たとえば、赤い花の写真（図1-1-1）を見て、言葉だけでその花の色調を完全に伝えることは不可能です。

歯科においてもそれは同様で、1本の歯の色調を言葉や図、記憶だけで伝達、再現することはほぼ不可能である、といえます。

図1-1-2は一見綺麗な口腔内画像ですが、比較となるシェードガイドは入っていません。この送られてきた画像を自分のラボのモニターやタブレット等に映し、画面とまったく同じ色の歯を製作すれば口腔内でピッタリに合うでしょうか？ 答えは限りなくノーに近いといえます。

「カメラの機種」や「撮影時の設定」、「出力するモニター」、そして印刷する場合は「プリンターが出力する色」などによっても最終的に見える色調は変わってしまうからです。

2. 色の要素「明度」「彩度」「色相」を知ろう

執筆：伊藤竜馬

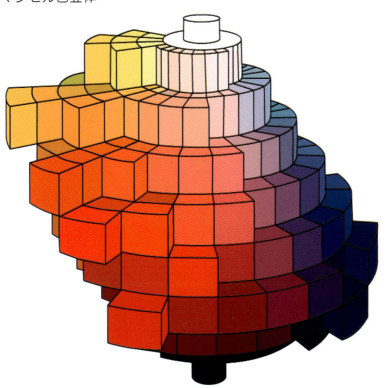

図1-1-3 マンセルの色立体では、円周が色相、垂直軸が明度、中央から同心円上が彩度となります。色相ごとに最高彩度やその明度の位置が異なるため、いびつな形をしています（本図は参考文献1を基に作図）。

色の3属性・「明度」「彩度」「色相」

色を知る上で、色の3属性である「明度」「彩度」「色相」は非常に重要で、それは歯科においても例外ではありません。

米国の画家アルバート・H・マンセル（1858〜1918）は、上記の3属性を基準に表色体系を作り上げました。その表色系を立体的にひとつの図で表したものがマンセルの色立体（図1-1-3）で、現在ではもっともポピュラーな色立体とされています。

本章では「明度」「彩度」「色相」の色の3属性を、一般的な用法から歯科との関連性を絡めて解説していきます。

3. 明度を知ろう

執筆：伊藤竜馬

明度とは？

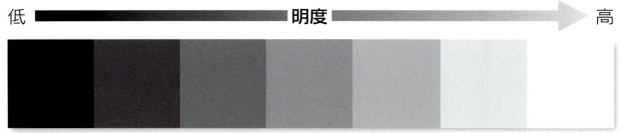

図1-1-4　無彩色での明度の違い。有彩色の画像でも写真加工用ソフトでモノクロ化することで明度の違いを知ることが可能です。

同じ「青」でも明度に違いがある

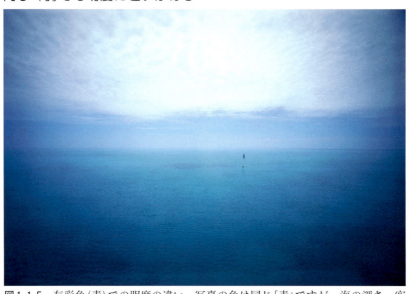

図1-1-5　有彩色（青）での明度の違い。写真の色は同じ「青」ですが、海の深さ、空の雲の掛かり方、レンズの周辺減光により明るさに違いがあります。

明度(Value)とは？

　明度とは、「色の明るさ」のことで、一般的には無彩色で比較したときがわかりやすいですが（図1-1-4）、有彩色の場合でも色には明度があります。
　たとえば、図1-1-5は空と海の写真で、どの色も「青」ですが青の明るさの違いがあり、暗い青から白に近い明るい青まで、明度の違いがあります。

モノクロにすることで明度差は明らかに

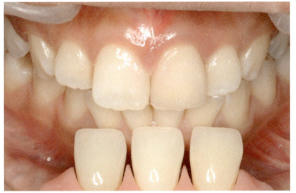
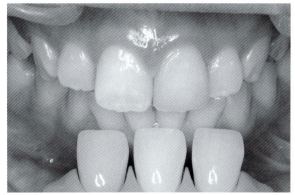

図1-1-6a、b　ビスケットベイク試適時、明度が合わなかった[1]。

明度が違う場合は、再製作のリスクが高くなる

　モノクロにすることにより、明度の違いはより明らかになります。微妙な色の違いは許容範囲となる場合がありますが、明度が違う（明るすぎる、暗すぎる）の場合は再製作のリスクが高くなります（図1-1-6）。

　ですから、歯の色調を合わせるにあたり、「明度を合わせる」というのは非常に重要な要素となります。

シェードガイドにおける明度差

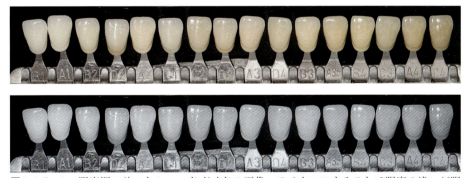

図1-1-7a、b　明度順に並べたシェードガイドの画像。モノクロにすることで明度の違いが明らかになります。

シェードガイドでは色相ごとに番号が小さいほど明度が高くなる

　それではシェードガイドにおいての「明度」を見てみましょう。図1-1-7では、シェードガイドを一般的な明度順に並べています。どの色相においても番号が小さいほど明るくなっていますが、色相間での明度の違いもよくわかります。

4．彩度を知ろう

執筆：伊藤竜馬

彩度とは？

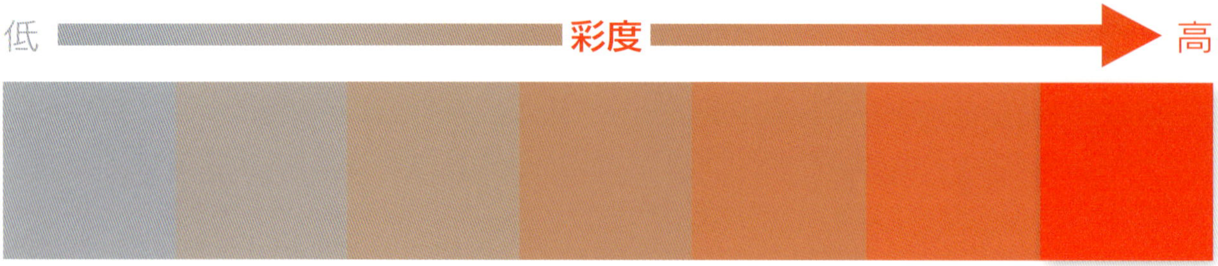

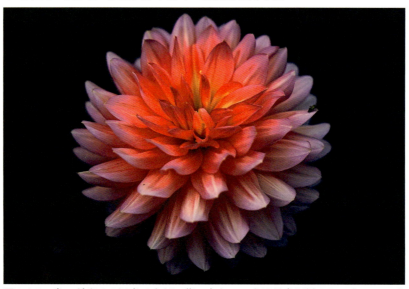

図1-1-8　「赤」を彩度順に並べた画像。色の鮮やかさが上がり、原色の赤に近くなるほど彩度が高くなります。逆に色がくすみ、グレーに近くなるほど彩度は低くなります。

図1-1-9　赤いダリアの写真ですが、花の中心にいくほど赤が鮮やかになっていくのがわかります。

彩度(Chroma)とは？

　一般的に言われる彩度とは「色の鮮やかさ」のことで、ビビッドな色になるほど彩度が高く、鈍く、くすんだ色になるほど彩度が低い、という表現になります（図1-1-8、図1-1-9）。

　まったく鮮やかさがなくなると無彩色となり、無彩色は明度だけの色となります。

第1章 "色"の知識これだけは

シェードガイドにおける彩度の差（数字の大小＝彩度の高低）

低 ←——————— 彩度 ———————→ 高

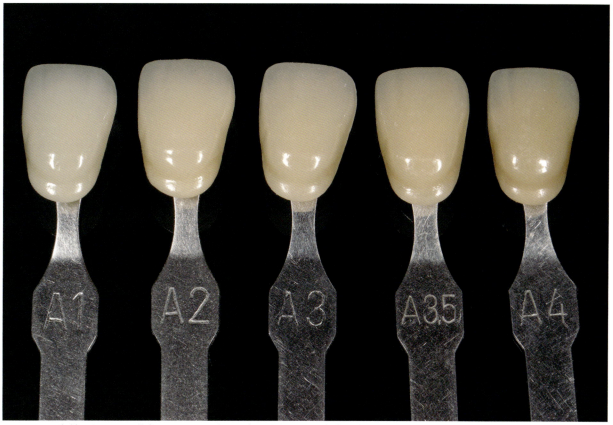

図1-1-10　歯科においての彩度はシェード番号が大きくなるほど彩度が高い、という表現となります。

シェードガイドでは数字が大きくなるほど彩度が高くなる

　それでは、歯科においての彩度とはどの表現になるでしょうか？　「鮮やかなA色、C色」と言ってもピンとこないのではないでしょうか？　歯科においては、色の濃さが強くなるほど彩度が高く、薄くなるほど彩度が低い、という表現で差し支えないでしょう。シェードガイドで言えば、数字が大きくなるほど彩度が上がっていきます（図1-1-10）。

5. 色相を知ろう

執筆：伊藤竜馬

色相とは？

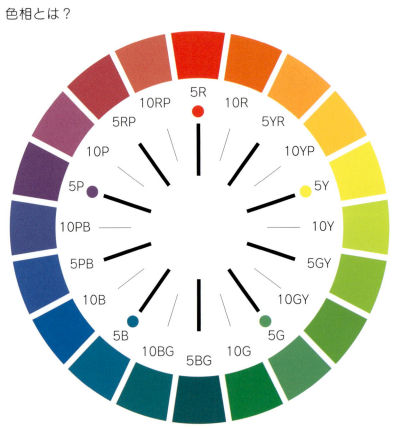

図1-1-11 マンセル表色系の色相環。R、YR、Y、GY、G、BG、B、PB、P、RPの10色相を基本としています。各色相の中央値を5とし、向かい合う色同士は補色の関係にあり、2色を混色すると無彩色となります（本図は参考文献1より引用して作成）。

色相(Hue)とは？

色にはさまざまな色みがありますが、整理・分類するにあたって、赤、黄、緑、青、紫などの呼びかたを基本とし、この色みのことを色相といいます。

しかし、色にはたとえば赤ひとつをとっても青みがある赤もあれば純粋な赤、黄色みの赤など、無段階、無数に存在しているため、図1-1-11のようなさまざまな表色系によって整理・分類されています。図1-1-11のマンセルの色相環は、現在でももっともポピュラーな表色系の一つです。

第1章 "色"の知識これだけは

シェードガイドにおける色相の差（A〜D＝色相の差）

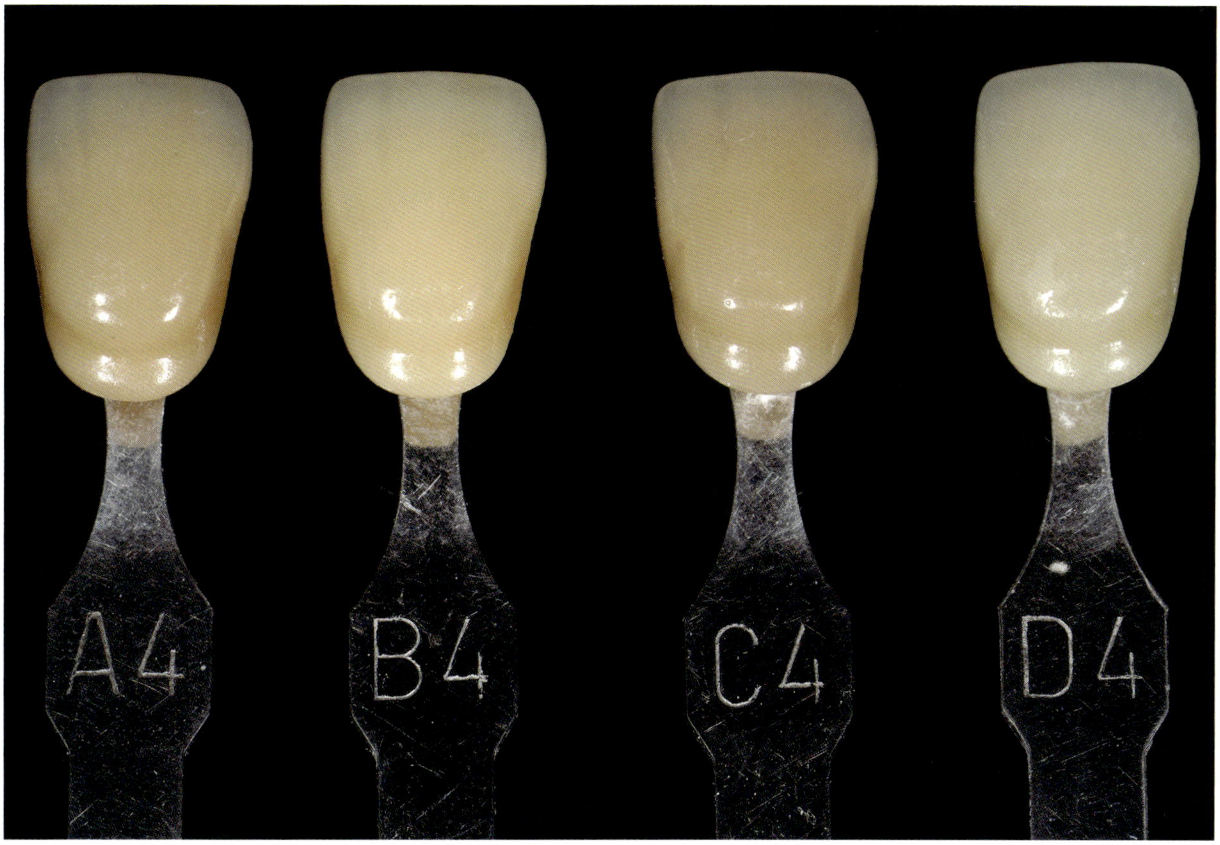

図1-1-12　歯科においての色相の違いは、一般的なVITAクラシカルシェードガイド上ではA、B、C、Dの4種類のアルファベットで分類されています。

日本人の歯の色はA系統が多い

　歯科においては基本的に、歯の色の範疇で色相の違いを分類しているため、平均的な歯の色調を中心に、微妙な色みの違いでA、B、C、Dの4種類のアルファベットで分類されています（図1-1-12）。

　一般的な理解として、レディッシュブラウンな歯はA、レディッシュイエローな歯はB、イエローイッシュグレーな歯はC、レディッシュグレーな歯はDとされています。

　日本人の歯はA系統が多く、筆者もA系統の色をベースとして色を組み立てることが非常に多いです。

6.「色」を数値で表すL*a*b*表色系

執筆：伊藤竜馬

L*a*b*色空間とは？

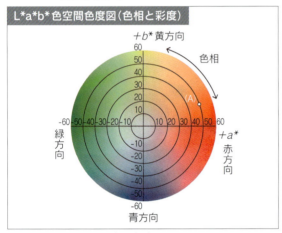

図1-1-13　L*a*b*色空間色度図。

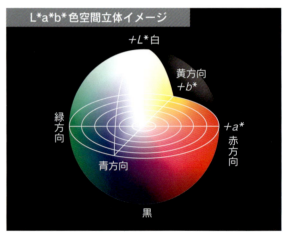

図1-1-14　L*a*b*色立体空間イメージ（ともにコニカミノルタ社ホームページ内「色々雑学　色の数値化には、表色系を使用します。1」より引用して作図）。

デジタル測色機などあらゆる分野で使用されているL*a*b*表色系

　マンセル色相環やマンセル色立体以外の表色系で、現在多く用いられる表色系に、L*a*b*表色系があります（図1-1-13、1-1-14）。

　図1-1-13は図1-1-14の球形の色空間立体を真上から見たイメージで、色相と彩度のみがわかるようになっています。色相は同心円の四方に赤、黄、緑、青を設定し、赤は＋a*、黄は＋b*、その補色関係の反対方向の色は－で表します。また、円の外側にいくほど鮮やかになり、中心にいくほどくすんでいきます。例として図1-1-13の座標Aの値はa*47.63、b*14.12となります。

　図1-1-14の縦軸は明度を表し、L*の100が白、L*の0が黒と数値で表します。このL*a*b*の数値が多くなれば明度が高く、彩度が鮮やかになります。現在、歯科を含むデジタル測色機などあらゆる分野でこの数値が主に使われていて、色評価のデジタル化が進む今後はL*a*b*表色系はさらにポピュラーかつ重要になっていくものと思われます。

7. 補色を知ろう〈物理補色〉

執筆：伊藤竜馬

物理補色とは？

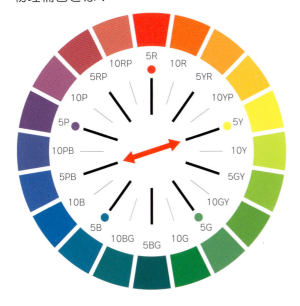

補色関係の色を混ぜると無彩色になる

　物理補色とは何でしょうか？　左に示すマンセルの色相環で対極にある色同士を混ぜたときに、無彩色（グレー）になる現象をいいます（図1-1-15）。
　この対極にある色の関係性を「補色」といい、すべての補色は混ぜると無彩色のグレーとなります。

図1-1-15　マンセル色相環で対極（上図の矢印の青5PBと黄5Yが対極）にある色同士を混ぜると、無彩色のグレーとなります（本図は参考文献1より引用して作成）。

補色関係の青とオレンジのステインを混ぜるとグレーに

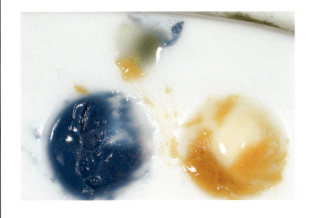

図1-1-16　青とオレンジのステインを混ぜた状態。狙ってグレーを作ることもありますが、不用意に混ぜると予期せず暗い色になってしまう場合があるので注意しましょう。

補綴物製作においての物理補色

　それでは、補綴物を製作するにあたって関係のある物理補色とは何でしょうか？
　たとえば、内部ステインを使用したときにベースのオレンジ（マンセル10YR相当）を全体に塗ったとします。その後、青みが欲しいなと思い、青（マンセル10B相当）をオレンジの上に塗布し、混ざってしま

うとグレーになってしまいます（図1-1-16）。
　これはステインに限らず、多色築盛時にコンデンスを過剰に行ったような場合にも起こりうる現象ですので、頭に入れておくと良いでしょう。
　また、これを逆手に取り、切縁やダークエリアにグレーみが欲しいときに混色してグレーを作り、少しピンクを混ぜることで「有彩色のグレー」を作ることもあります。

8. 補色を知ろう〈心理補色〉

執筆：伊藤竜馬

心理補色とは？

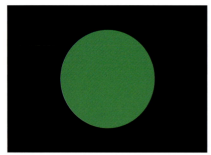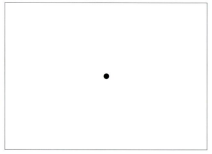

図1-1-17a、b　左図の緑の丸を30秒見つめた後に、右図の点をすぐに見てください。何が見えましたか？（すぐに消えてしまう場合は瞬きを繰り返してください）この残像の中にある色は心理補色によって作り出されています。　a│b

心理補色とは？

　網膜が刺激を受けたときに、長時間見た場合は残像を作り出します。その残像に色がついている場合にはその色の補色となる残像を作り出します。これが心理補色です（図1-1-17）。

明度対比

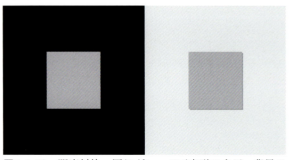

図1-1-18　明度対比。同じグレーの正方形ですが、背景の明度により明るさが違って見えます（背景が暗いと明るく、明るいと暗く見える）。

彩度対比

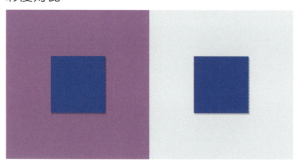

図1-1-19　彩度対比。同じ青の正方形が、背景の鮮やかさによって彩度が違って見えます（背景が鮮やかな色ではくすんで、くすんだ色では鮮やかに見える）。

「明度対比」「彩度対比」「色相対比」

　この心理補色の中で、歯科にもっとも関係の深い現象は色の対比での心理補色であるといえます。

　色の対比には「明度対比」（図1-1-18）、「彩度対比」（図1-1-19）、「色相対比」（図1-1-20、1-1-21）があり、どれも歯の色調を見る上で密接に、複雑に関係してきますが、その中でももっとも重要なのが「色相対比」ではないでしょうか？

色相対比

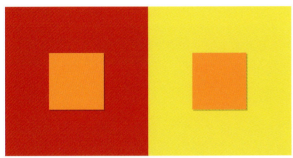

図1-1-20 色相対比の例。赤の中にあるオレンジは色相環での赤の逆方向の黄色にふれ、黄色の中にあるオレンジは色相環の黄色の逆方向の赤みが増して見えます。

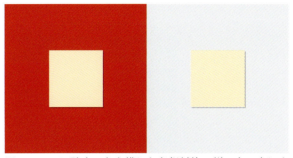

図1-1-21 口腔内の色を模した色相対比の例。白に少しオレンジみを足した同じ正方形ですが、赤の中では色相環の逆方向の黄みに寄り、赤が弱く見えます。

口腔内での色相対比：歯肉から疑似的に切り離すと、歯肉に収まっているときよりも赤く見える

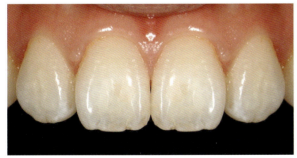

図1-1-22 右側中切歯術前の画像を反転しミラーリングした画像。

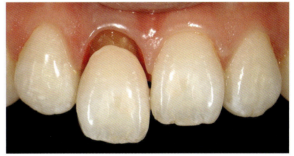

図1-1-23 反転した同部位を切り抜き、歯肉から擬似的に離した画像。赤い歯肉に収まっていたときよりも赤く見えます。

口腔内で見える色は、粘膜や歯肉の「赤」の影響を大きく受けている

　口腔内でも同様のことが起こっていて、われわれは口腔内の粘膜、歯肉の強烈な赤の中で歯の色調を見ているため、実際よりも赤みが弱くなり黄色みが増した色調に見えています（図1-1-22）。

　そこで歯肉に収まっている歯を画像上で擬似的に切り離すと、今まで見ていた色調よりも赤くなって見えるのです（図1-1-23）。

　補綴物製作時は、つねにこれら心理補色のことを念頭に置いて製作する必要があります。

COLUMN

Column 1　オールセラミックスでの「赤み付与」はやりすぎに注意！

執筆：伊藤竜馬

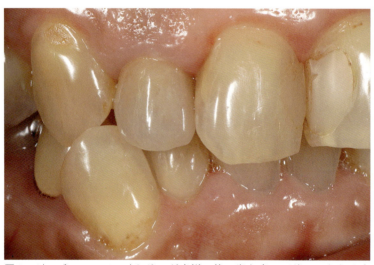

図1　2⎿のジルコニアレイヤリング症例。他の歯も赤みが強かったため患者からはOKが出たが、隣在歯との色相の連続性を考慮すると、もう少し赤みを抑えるべきでした。

フレームの透過率が高いオールセラミックスは赤くなりすぎに注意

　前述の口腔内での粘膜や歯肉の赤みの影響に対する対策は、メタルセラミックスや硬質レジンなど、透光性がないフレームで製作するときには非常に重要で、各社赤みを加え「レッドシフト」させたポーセレンなどを発売していました。

　しかし、フレームの透過率の高いオールセラミックスでは口腔内の赤を補綴物自体が取り込みやすいので、あまり赤くしてしまうと、セット後に予想以上に赤くなってしまうこともあるので注意が必要です（図1）。

　これはガム色を模したカラーダイを作ることで対処することができます（後述123ページの図3-2-3参照）。

COLUMN

Column 2 — 天然歯の蛍光性とは？

執筆：小田中康裕

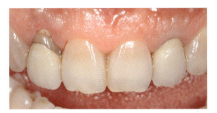

図1　上顎両側側切歯にメタルセラミッククラウンが入っている口腔内写真です。右側側切歯の歯肉は下がり、変色した歯質が露出しています。またその歯質の下は楔状欠損がみられ象牙質が露出しています。

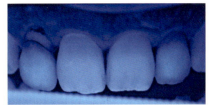

図2　図1の口腔内にブラックライトを当てた状態の写真です。右側側切歯を考察すると、クラウンの歯頚部には蛍光色はなく、変色した歯質には蛍光色があることがわかります。そして楔状欠損の部位は蛍光色をもっていないことがわかります。また、中切歯の歯頚部よりも犬歯の歯頚部の蛍光色が強いことも興味深いです。

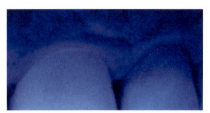

図3　歯頚部の歯肉を観察すると、歯質からの蛍光色が歯肉縁に光を送り込んでいることが考察できます。左側側切歯の歯頚部は蛍光色をもっていないために歯肉に光を送り込んでいないことが理解できると思います。

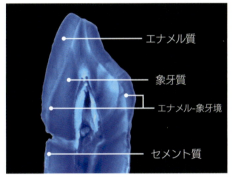

図4　ブラックライト下で撮影した天然歯の断面です。ここで注目すべきことは、エナメル-象牙境が蛍光性を示していることで、歯頚部に行くにしたがってエナメル質が薄くなり、唇側面から見た場合、歯頚部が光るのはその理由からであるということです。エナメル-象牙境はセメント質に移行していることがわかります。

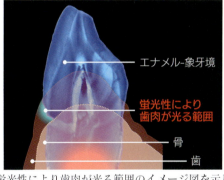

図5　蛍光性により歯肉が光る範囲のイメージ図を示します。

歯肉を健康的に明るく見せてくれるのが天然歯の蛍光性

一般的に、天然歯の蛍光性の話になると「歯冠に蛍光性があるのか、ないのか?!」「それを再現するべきか、否か?!」といった論争になりがちですが、Will Geller氏の唱える蛍光性の話は歯冠の蛍光性と歯肉との関係の問題になります（図1〜5）。

天然歯の蛍光性は、多くの場合エナメル-象牙境と白帯の2つの領域で強く生じます。興味深いのはエナメル-象牙境の領域で、それは歯冠部ではエナメル質の裏側に存在し、唇側面側から考察するととくにエナメル質が薄くなる歯頚部の領域で光ります。そして、歯根部ではこのエナメル-象牙境はセメント質に移行することが図4からも分かると思います。これは、歯質に入射した光は蛍光性ではエナメル-象牙境〜セメント質が光り、その光は歯肉に光を送り込み、歯肉を健康的に明るく見せる効果があることが分かると思います（図5）。シェードテイキングではこの蛍光性の確認までは行いませんが、この構造を理解しておくことは補綴物を製作する上で、口腔内を健康的に見せることに役立ちます。

第2章 天然歯の色を知ろう

1. 天然歯と補綴物はどう違うの？

執筆：瓜坂達也

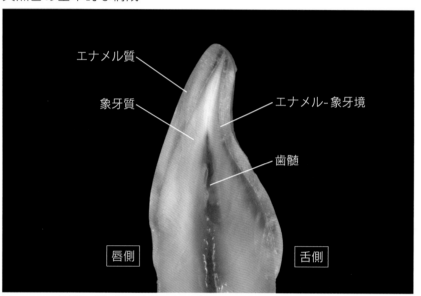

図1-2-1　天然歯の断面図。歯髄と象牙質、およびエナメル質で構成されています。

天然歯とセラミッククラウンの構造はまったく異なる

　天然歯の歯冠は、歯髄を厚みのある象牙質がまとい、その象牙質の周りをエナメル質が覆うように構成されています（図1-2-1）。
　セラミッククラウンを製作するときはこの天然歯構造を模擬するのですが、天然歯と補綴物はまったく異なる構造だと理解する必要があります。図1-2-2、1-2-3を見ていただければわかるように、セラミッククラウンには支台歯に装着される、つまりクラウンの骨格となるコーピングが存在します。臨床では、コーピングと築盛用陶材を合わせた厚みはわずか約1〜2mm程度で製作しなくてはなりません（図1-2-4）。
　しかし、歯冠修復用陶材は、約1〜2mm程度で天然歯の色調を再現できるように設計されているため、厚みは異なりますが、コーピング＋デンティン色陶材を天然歯の象牙質に相当するものとして捉え、その表層にエナメル色陶材を築盛することで天然歯に近い自然な構造の補綴物になると思います。

第 2 章 天然歯の色を知ろう

メタルセラミッククラウンの断面図

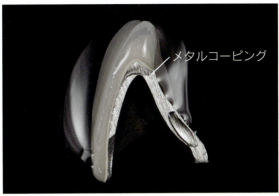

図1-2-2　メタルセラミッククラウンの断面図。内面に存在するメタルコーピングが光を遮断するため、自然感のあるクラウンにするためにはそれを前提とした陶材の選択と築盛が必要となります。

オールセラミッククラウンの断面図

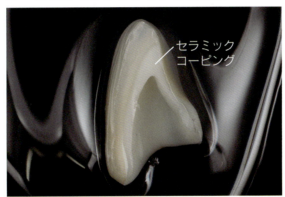

図1-2-3　オールセラミッククラウンの断面図。メタルセラミッククラウンとは異なり、コーピングもセラミック（ジルコニアやアルミナ）であるために光透過性をもち、自然感が得られやすいため選択される機会が増えてきています。

セラミッククラウンの厚みは約1〜2mm

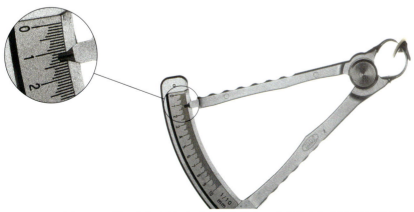

図1-2-4　図1-2-2に示したメタルセラミッククラウンの厚みは約1.3mmです。

第1部 基礎編―色の知識　覚えておくべきあれこれ

2．天然歯の色を形作る要素を知ろう

執筆：瓜坂達也

天然歯の内部構造は？

　抜去歯牙のエナメル質を少しずつ削り、内部の象牙質を観察してみましょう。

エナメル質を少しずつ削っていくと……

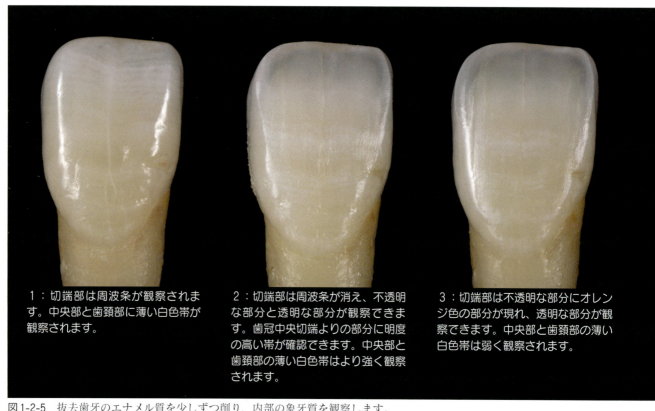

1：切端部は周波条が観察されます。中央部と歯頚部に薄い白色帯が観察されます。

2：切端部は周波条が消え、不透明な部分と透明な部分が観察できます。歯冠中央切端よりの部分に明度の高い帯が確認できます。中央部と歯頚部の薄い白色帯はより強く観察されます。

3：切端部は不透明な部分にオレンジ色の部分が現れ、透明な部分が観察できます。中央部と歯頚部の薄い白色帯は弱く観察されます。

図1-2-5　抜去歯牙のエナメル質を少しずつ削り、内部の象牙質を観察します。

第 2 章 天然歯の色を知ろう

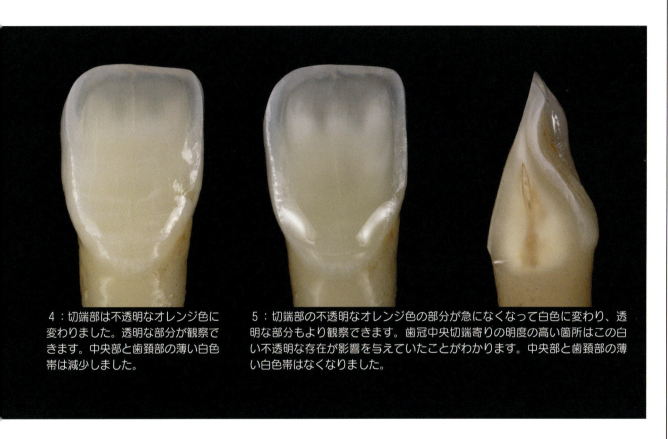

4：切端部は不透明なオレンジ色に変わりました。透明な部分が観察できます。中央部と歯頸部の薄い白色帯は減少しました。

5：切端部の不透明なオレンジ色の部分が急になくなって白色に変わり、透明な部分もより観察できます。歯冠中央切端寄りの明度の高い箇所はこの白い不透明な存在が影響を与えていたことがわかります。中央部と歯頸部の薄い白色帯はなくなりました。

図1-2-5から天然歯の色の要素をまとめると……

①周波条は歯牙表面に白い線で存在します。
②白色帯はエナメル質内部に存在します。
③切縁部の複雑な色調は層になっており、最深部はかなり不透明な箇所と透明な箇所が存在します。
④歯牙の基本的な色調は象牙質の色調ですが、単純な1色ではなくオレンジ色や白色、明度の低い箇所、高い箇所と複雑な色調を含んでおり、その表面をエナメル質がまとうことで白いアクセントを加え、グラデーションを帯びた白い輝きをもちます。
⑤歯牙の厚みが薄くなれば透明度が増しますが、陶材とは異なり急激に透明度が増すことはありません。天然歯とポーセレンの屈折率の違いと思われます。

3. 天然歯の経時的な色の変化を知ろう

執筆：瓜坂達也

さまざまな抜去歯牙

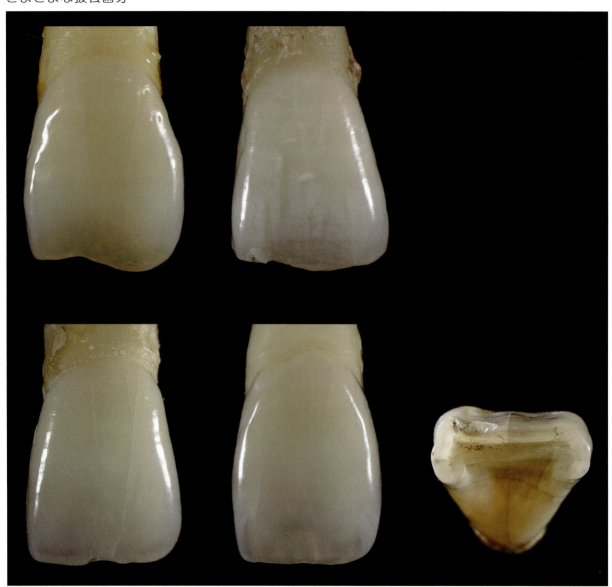

図1-2-6　さまざまな抜去歯牙。切端部に不透明象牙質が観察され、歯頸部に帯状の透明象牙質が観察できる歯牙もあります。

天然歯は増齢とともに変化していく

　天然歯のエナメル質は増齢とともに石灰化が進行し、結晶が成長し密になっていくことにより光の拡散・散乱を起こす構造が減少し、透明化していきます。また象牙質は、増齢とともに透明象牙質と、不透明象牙質に変化します。

　透明象牙質は、象牙細管内に石灰化物が沈着し、細

第2章 天然歯の色を知ろう

透明象牙質と不透明象牙質が混在する場合も

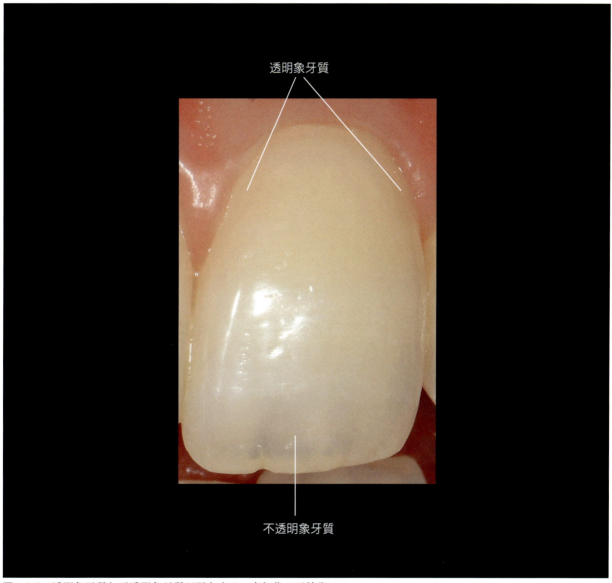

図1-2-7　透明象牙質と不透明象牙質が混在する、中年代の天然歯。

管が閉鎖されることにより生じるものです。管間象牙質と細管との屈折率の差がなくなるため、透明に見えるようになります。

　透明象牙質と不透明象牙質は外来刺激に対する反応によって生じるものです。具体的には咬耗や摩耗などが原因となり、とくに切縁部には不透明象牙質が、歯頸部には透明象牙質が観察されるように思います(図1-2-6、1-2-7)。

COLUMN

Column 3	患者の価値観に応えられる料金体系を考える

執筆：小田中康裕

引き受けた時点では単純な仕事のはずだったのに……！？

筆者は、3層築盛の技工料金と多色築盛の場合の技工料金を分けています。そして、その仕事の中で遭遇する問題として、「3層築盛のVITAシェードだけの指示があり、その指示どおりに製作・納品した後、患者の不満か歯科医師の意見かは不明だが、写真を添付して再製を依頼される」という事例が挙げられます。こうなると、結局は3層築盛ではなく多色築盛の技工になってしまいます。

つまり、「色が合っていない」という理由の再製で、責任の所在を明確にせずに、高度な技工をダラダラと満足の行くまで、最低限の技工料金で強いられることにほかなりません。これは、筆者だけでなく多くの歯科技工士が体験していることだと思います。また、この例で、再製分の多色築盛の料金は支払われますが、最初の3層築盛の料金を歯科医師は支払ってはくれません。すなわち、ここにおいて歯科医師は歯科技工士に無駄な技工作業を強いているということを痛感していただき

たいと思います。お互いに、時間の無駄となってしまいます。

どのような補綴物を装着するか、患者に選ばせる環境が欲しい！

そこで、歯科医師、歯科技工士に提案したいのですが、色合わせを必要とする技工には、
①モノリシックレストレーション技工
②3層築盛技工（VITAシェードの範疇）
③多色築盛技工
の技工料金を明確に分け、歯科医師はその旨、補綴物の程度、具合を患者にしっかりと説明をすることを望みます。さらに、歯科医師が何人かの歯科技工士と仕事をしている場合、
①Aランクの歯科技工士
②Bランクの歯科技工士
③Cランクの歯科技工士
と、歯科技工士の技術の程度をランク分けして技工料金も変化させ、それを患者に説明するのも良いことかと思います。なお、その場合でも、歯科技工士のランクによって歯科医師自身の手間や料金は変わるわけではないの

で、患者さんには「歯科医師の治療費＋技工料金」という単純な料金体系にしていただきたいと思います（技工料金を患者に5倍付けというような請求は謹んでいただきたいと思います。そうでないと、良い技工物は患者から永遠に遠いものになってしまいます）。そういった説明を患者にすることで、お互いに嫌な思いをすることもなく患者の信頼も得られることと思います。世界からも注目されている、歯科技工先進国である日本であるにもかかわらず、全体の審美歯科治療の中で、綺麗な多色築盛の補綴物が患者の口腔内に何％の割合で装着されているのかを、歯科医師にはもう一度考えてほしいものです。

ここに関しては、経済的な要素が絡むので、患者の負担を考えると多色築盛を無理に勧めたくはありませんが、患者に補綴物を選ぶ権利を与えても良いのではないかと日頃から考えています。患者に上記のような技工物の提案を行うことで、患者自身が好きなものを任意に選べるようになれば、一方的な治療にもならないと思うのですが……。

第2部
準備編

シェードテイキングその前に……
これだけは知っておこう

第1章 チームで知っておきたい基礎知識

1．正しい情報とは何かを知ろう
2．色を見るための光源を知ろう＋メタメリズムについて
3．色を見るのに最適な環境を知ろう
4．シェードテイキングは来院直後に
5．フレームワークの材料について知ろう
6．モノリシックレストレーションと単純築盛の限界について知ろう
7．支台歯のシェードと補綴物の色の関係を知ろう

第2章 これだけは揃えよう

1．シェードテイキングに必要な道具
2．シェードガイドを用意しよう
3．シェードガイド選択の基準は？
4．シェードガイドの限界を知ろう
5．シェードガイドの使いかたと見かたを知ろう
6．カメラの種類を知ろう
7．歯科用にキット販売されているカメラはどのようなものか？
8．口腔内規格写真撮影（近接撮影）にはどのようなカメラを選ぶ？
9．顔貌写真撮影にはどのようなカメラを選ぶ？
10．口腔内撮影に必須のフラッシュを知ろう
11．リングフラッシュのメリット・デメリット
12．ツインフラッシュのメリット・デメリット
13．ディフューザーは必要？ 不要？

Column 4：立ち会いをする歯科技工士から歯科医師にお願いしたいこと
Column 5：回折現象とは？
Column 6：実効F値・公称F値と露出低下の関係

第3章 最低限必要なカメラの知識

1．適正露出を知ろう
2．被写界深度を知ろう
3．撮影倍率と被写界深度の関係を知ろう
4-1．カメラのセッティングを知ろう〈絞りとシャッター速度〉
4-2．カメラのセッティングを知ろう〈フラッシュの位置・角度・出力〉
4-3．カメラのセッティングを知ろう〈ISO感度〉
4-4．カメラのセッティングを知ろう〈ホワイトバランス〉
4-5．カメラのセッティングを知ろう〈ピクチャーコントロール・ピクチャースタイル〉
4-6．カメラのセッティングを知ろう〈筆者のおすすめ設定〉
5．「歯科専用カメラ」とはどんなものか？
6．ミラーレス一眼カメラとは？
7．「フルサイズ」「APS-C」「フォーサーズ」とはどんなものか？
8．撮った画像、どうやって保存・整理する？

Column 7：ミラーレス一眼カメラは臨床で使えるか？

第2部 準備編―シェードテイキングその前に……これだけは知っておこう

第1章 チームで知っておきたい基礎知識

1．正しい情報とは何かを知ろう

執筆：小田中康裕

撮影倍率が低すぎて色が見にくい！

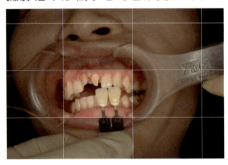

図2-1-1 デジタル一眼レフカメラ、フルサイズ機で撮影されたシェードテイキングの写真を示します。この写真は、理想の倍率（点線の四角）からすると、全体のおよそ1/10の面積（データ量）でしか撮影されておらず、歯科における微妙な色調の判別は難しい写真です。

チェアサイドとラボサイドでカメラの設定が違う！

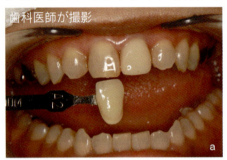
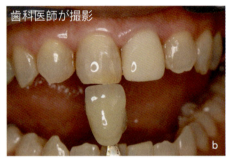
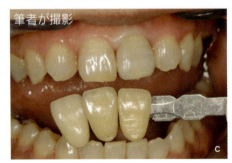
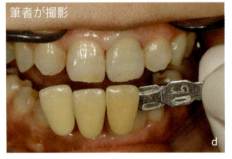

図2-1-2a〜d 歯科医師から送られてきたシェード写真（a、b）と、その後色が違うということで筆者が立ち会って自分で撮影したシェード写真です（c、d）。歯科医師はリングフラッシュでの撮影、筆者は固定式のツインフラッシュでの撮影。歯科医師からの写真は、ホワイトバランスの問題もあるかと思いますが、別の口腔内かと思われる写り方です。歯科技工士は、立ち会いをしていない場合には、写真を信用して補綴物を製作しなければなりません。いかに客観性をもたせて撮影するか、その必要性の重大さがわかるかと思います。

欲しいのは、「客観性のある情報」

シェードテイキングにおいて正しい情報とは何なのでしょうか？　筆者が考えている正しい情報とは、「客観性のある情報」ということになります。最近の歯科雑誌やSNSなどを見ていますと、写真の撮影法や後処理技術がさまざまに進化しており、情報が溢れています。何が正しくて、何が正しくないものなのかの判断がつきにくい時代になりました。

こうした中、読者の皆さんが写真を撮影するときに望むことは、「よりきれいに見える写真が撮りたい」「よりリアルに写る機材が欲しい」といったところでしょう。ですが、それは患者の満足感とはまったく関係のないことで、自分本位の記録方法ということになります。それでは、本末転倒なのです。本来ならば、写真ではなくそれ自体が自然感の高いリアルな補綴物を製作することに力を注ぐべきで、それを歯科医院に提供することで患者に還元し、それを淡々と感情を込める

第1章 チームで知っておきたい基礎知識

シェードタブが多く、どの歯が目標なのかわからない！

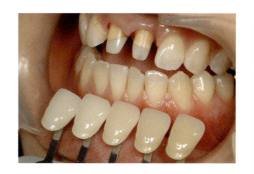

図2-1-3　一見、きれいに撮られているシェード写真ですが、この写真からはシェードガイドの番手を瞬時に判断することはできません。
　また、このシェードガイドが目標とする歯がどこなのかも判断がつきにくいです。補綴する部位からいって、上顎側切歯のシェードを採るべきでしょうが、シェードガイドと対象とする歯牙が離れすぎていますし、もし下顎前歯のシェード写真だとしても切縁と切縁を合わせた形での撮影をしていただきたいものです。

筆者が考える、客観的なシェード写真とは……。

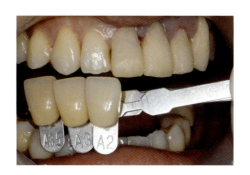

図2-1-4　シェード写真を撮影するときには、とにかく客観性のある情報を伝えることが大切です。また、1枚でできるだけ多くの情報を伝えることができるならば、そのほうが良いと筆者は考えています。われわれは写真というものを客観性のあるものだと考えがちですが、しっかりとした知識をもって撮影しなければ、それは作り手側には伝わらないことは多いです。そういうことから、露出にもおおいに気を配りたいものです。デジタル写真ならば露出、ホワイトバランスが多少ずれていてもパソコン上で修正ができると考えがちですが、そういった場合、多くの時間が費やされることが多く、多くの色調データが再現されないことも多いです。

ことなくカメラに収めることが、われわれの本来の姿だと考えます。そこで、審美歯科の写真撮影ということからはいったん離れて、歯科における写真撮影とは何かを考えましょう。

　本来、歯科写真は歯科治療の記録のためにあるもので、術前と術後は同じ条件で撮影・記録することが前提となります。それが審美の世界では、術前と術後で撮影の条件を変え、術後ではカメラ・フラッシュの機能に頼り、いかにきれいに写るかを競い合う世界になりました。これは西暦2000年ごろを境として急激に起こってきた流れであり、デジタルカメラの普及と比例します。デジタルカメラの時代になり、さまざまなことが可能となったがために撮影法、写真の加工法に歯止めが効かない時代になってきました。これに対してブレーキをかけるのは自分自身なわけなのですが、われわれの世界は、二次元の紙の世界か、講演というものでしか伝えることができないために、そこから真実を読み取るということは容易なことではないかもしれません……。

　話を戻しますが、シェードテイキングにおいて筆者が思う正しい情報とは、簡単に言うと「客観性のある写真データ」ということになります。客観性というと、何も感情を込めずにカメラ任せに写真を撮るというイメージに聞こえますがそうではなく、だれが見ても口腔内の状態が再現されていて、口腔内と写真との質感、色調が非常に近いよね、という状態です。ここに至るためには、主観的に機材、構図、アングル、ホワイトバランスなどを決定して、患者の口腔内の客観性のある写真データを作れるようになりましょう、ということです。それは決して綺麗な写真、上手い写真ということではありません。だれが見ても、大まかに肉眼で見た情報と相違はない情報が含まれていて、わかりやすい写真ということになります。しかし、そういった情報を客観性をもたせて伝えるというのはなかなか難しいものです。それは、だれもが少なからずその客観性に多少なりともズレをもっているからです。とにかく、「上手い写真」と「客観性をもった写真」は違うということは認識してください（図2-1-1～2-2-4）。

2. 色を見るための光源を知ろう＋メタメリズムについて

執筆：小田中康裕

同じ物体の色が、照明光によって違って見えるのが「メタメリズム」

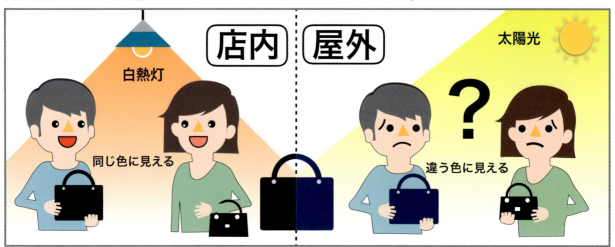

図2-1-5 「鞄屋で奥さんの鞄の色に合わせて買ったはずなのに、太陽光の下で見たら色が合っていない」という現象が起きることがあります。白熱電灯の下で見たときは、物体から反射された光がたまたま同一の波長をもち、同じ色として人間の目で知覚されましたが、太陽光のもつ波長は白熱電灯とは異なるため、反射された光が同一ではないために、太陽光の下ではお互いの鞄は異なる色に見えることがあります。このように、光が変わることによって色が同じように見えたり違って見えたりする現象を、メタメリズムといいます。

色調の確認・再現時には光源を合わせることが必要だが……。

　基本的に、色調の確認・再現時には光源を合わせなければメタメリズム（metamerism、条件等色。分光反射率が異なる2つの色が特定の光源下で同じ色に見える現象）の影響をつねに受け、対象とする歯牙の色調と補綴物の色調がマッチングしないという現象が生じます。そして、一般的にはシェードテイキングや色調再現（技工物製作）は蛍光灯と太陽光とのミックス光の下で行われています。ここに、写真によるシェード記録の問題点があります。

　口腔内撮影時にフラッシュが光らず、真っ黒で何も写っていなかったという経験はだれにもあると思います。それはつまり、写真はほぼフラッシュの光だけで写っているということを意味し、肉眼で見た光源とはそもそも違うわけです。しかし、これについて言及する人はおらず、2つの条件がさも同じかのような前提で作業が行われます。またディフューザーの過度な使用は、逆オパール効果によりオレンジ色が増します。だからこそ、ホワイトバランスをしっかり設定することをお勧めいたします。

　それでは以下に、メタメリズムについてもう少し詳しく解説していきましょう。

メタメリズム（条件等色）とは？

　「鞄屋で、奥さんの鞄の色に合わせて買ったはずなのに、太陽光の下で見たら色が合っていない」という現象が生じることがあります。それは「白熱電灯の下で同じように見えた2つの物体の色が、太陽光の下で見たら異なって見えた」という現象と言い換えること

第1章 チームで知っておきたい基礎知識

歯科医院の照明環境と患者の照明環境の違いからくるメタメリズム

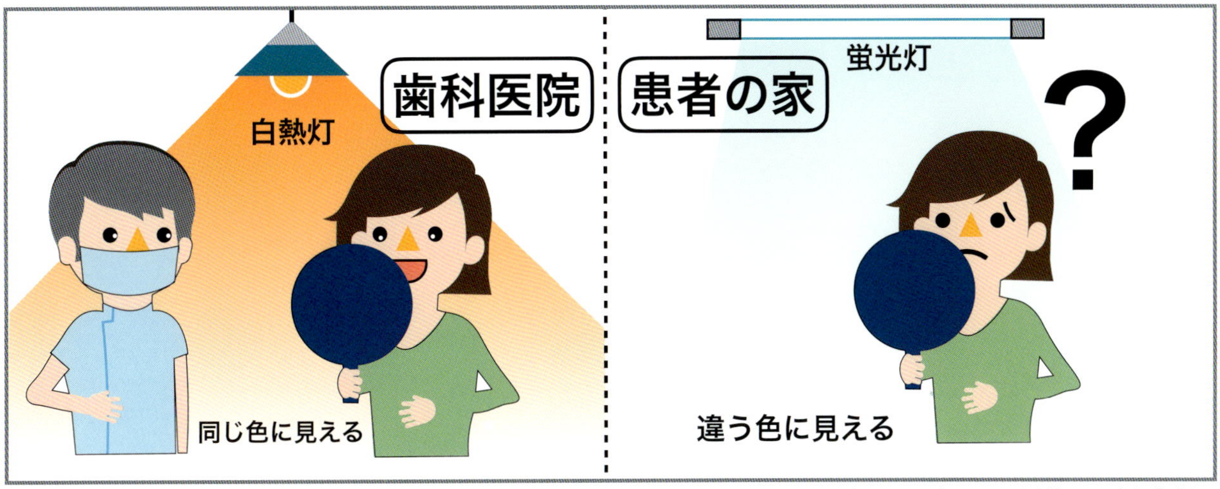

図2-1-6　審美的な補綴物を装着した後、患者から「室内では天然歯と補綴物の色調が合って見えるが、屋外では違う色調に見えてしまう」もしくは「クリニックと自宅で補綴物を見たときに違う色調に見えてしまう」というような苦情・相談を受けることがあります。これは、一定の光源の条件下で天然歯と補綴物が合っているように見えても、天然歯と補綴物との材質・構造の違いから光源が変化するとどうしても生じてくる色調の変化の問題であり、その現象から逃れることはできません。

もできます。白熱電灯の下でお互いの鞄は、物体から反射された光がたまたま同一の波長をもち、同じ色として人間の目で知覚されました。しかし、太陽光のもつ波長は白熱電灯とは異なるため、反射された光が同一ではないために、太陽光のもとではお互いの鞄は異なる色に見えたのです。

　このように、光が変わることによって色が同じように見えたり違って見えたりする現象が、メタメリズムなのです。シェードテイキング（写真記録も含む）に関連するメタメリズムには、以下の3つがあります。それは、

1）歯科医院の照明環境と患者の照明環境の違いからくるメタメリズム

2）歯科医院と歯科技工室の照明環境の違いからくるメタメリズム

3）シェード写真撮影におけるメタメリズム

になります。以下に、詳しく述べていきます。

1）歯科医院の照明環境と患者の照明環境の違いからくるメタメリズム

　審美的な補綴物を装着した後、患者から「室内では天然歯と補綴物の色調が合って見えるが、屋外では違う色調に見えてしまう。もしくは、クリニックと自宅で補綴物を見たときに違う色調に見えてしまう」というような苦情、相談を受けることがあります。これは、一定の光源の条件下で天然歯と補綴物が合っているように見えても、天然歯と補綴物との材質・構造の違いから光源が変化するとどうしても生じてくる問題であり、その現象から逃れることはできません。これに関しては、患者と歯科医師、もしくは歯科技工士がどの条件下で補綴物の色を合わせるべきか説明し、もしくは合わせてほしいのかを聞いて解決しなければなりません。

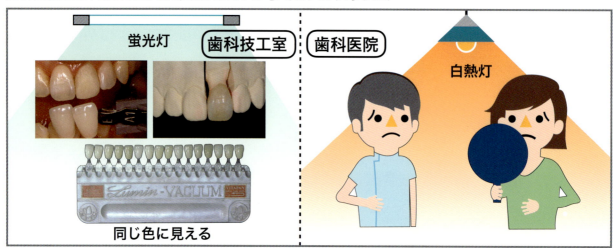

図2-1-7　歯科技工室では通常、蛍光灯の下で作業を行っているため、完成した補綴物を白熱灯の下で観察すると色が違って見えることがあります。

2）歯科医院と歯科技工室の照明環境の違いからくるメタメリズム

　この問題に関しては、多くの歯科医療人が述べてきたとおりです。シェードテイキングを行った歯科医院の蛍光灯と歯科技工室の蛍光灯の条件が違うために製作時にメタメリズムが生じ、口腔内において色調が合わないという現象のことです。

　これを解決する方法としては、歯科医院と歯科技工室の光源の条件をある程度統一するという方法があります。すなわち、5,500K前後の色温度をもつ、同じメーカーの蛍光灯をお互いに用意してシェードテイキングを行うという方法です。

　しかし、筆者は経験上、歯科医院での蛍光灯の種類などはあまり気にならず、蛍光灯の違いに起因する問題がシェードテイキング時に生じることはあまりなかったというのが実情です。それよりも、シェードテイキングと照明環境の関係でいちばん困るのは、
①：歯科医院の光源が白熱灯の場合
②：歯科医院の治療室に窓のない場合、そして
③：①②の合併

の3つのパターンです。①の白熱灯下でのシェードテイキングの場合、歯科技工士は技工室の作業用光源に白熱灯は使わないため、光源の違いからメタメリズムが生じやすいことは容易に想像できると思います。また、②の窓のない治療室でのシェードテイキングの話題は述べられることは稀なのですが、こうした室内では蛍光灯の光量は十分なように感じるものの意外と光量は少なく、窓のある部屋にくらべてシェードの判別は行いにくいものです。こうしたことからも、やはり人間というものはある程度の光を頼りにして色を認識しているということが理解できると思います。

　われわれは適切な光があってこそシェードテイキングを行うことができ、最終判断は患者の目で、ある光源の下で見て納得するか否かであることを忘れてはいけません。

3）シェード写真撮影におけるメタメリズム

　これはとても大きな問題で、本誌の中でも大きな

シェード写真撮影におけるメタリズム

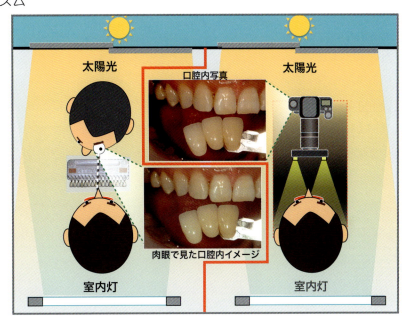

図2-1-8 肉眼では、太陽光、室内灯でのミックス光でシェードテイキングを行いますが、カメラでの撮影においては口腔内撮影時にISO：100〜200、F値：F16〜32、シャッタースピード：1/125、の設定の場合、カメラは周りの光源は感知せず暗闇に近いものと認知します。であるために、口腔内写真はほとんどフラッシュだけの光源だけで撮影され、肉眼の光源とは全く違う条件となり、メタメリズムは当然のように生じます。これを補うために適切なレンズ、フラッシュを選択し、ホワイトバランスを設定する必要があります。

テーマになると思いますので読者の皆さんも真剣に考えていただきたいと思います。

　読者のほとんどが、口腔内撮影時にISO感度：100〜200、絞り：F16〜32、シャッター速度：1/125、に設定してシャッターを切り、何かの原因でフラッシュが光らずに写真が真っ黒になってしまった、という経験をしたことがあると思います。この条件下で写真が真っ黒になるということは、環境光（窓からの太陽光＋蛍光灯）によってフィルム（イメージセンサー）が露光することはなく、ほとんどフラッシュの瞬間的な光だけで露光（撮影）されているということです。そこで、もう一度シェードテイキングの手順を見直してみると、
①患者の口腔内を見て、窓からの「太陽光＋蛍光灯下」でシェードの番手を決定する。
②そのシェードの番手を決定後、カメラにて「フラッシュ」を光らせ口腔内写真を撮影する。
という手順になります。

　繰り返しになりますが、口腔内写真を撮影する条件でカメラの露出を設定し、フラッシュが光らなければ写真は真っ黒になります。と、いうことは、肉眼でシェードテイキングを行っている光源の条件と、写真撮影を行っている光源の条件はまったく違うということが分かります。

　しかし、口腔内写真撮影においてこの「撮影時のメタメリズム」が生じることはまったく無視されてきました。肉眼と写真で、光源の条件はさも同じかのように述べられてきましたが、これに関して読者の皆さんは気づくべきであり、ここに関してこそ歯科医師と歯科技工士の間で統一を図るべきです。すなわち、カメラ、フラッシュ、レンズの統一を行ったり、ホワイトバランスの調整を行ったりする必要があるということです。この点について疑問をもつことで本書への理解度も深まると思いますし、シェードテイキングで行うべきことが見えてくると思います。

3. 色を見るのに最適な環境を知ろう

執筆：小田中康裕

光の入射する方向によるオパールセントグラスの見えかたの違い

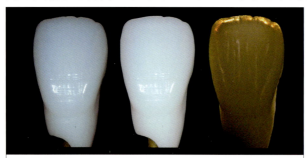

図2-1-9　歯牙の形態にカービングしたオパールセントグラスを示します。正面から光を当てるとオパール効果により光の散乱で青白く見え、光を裏側から当てると光の拡散によりオレンジっぽく見える効果が生じます。

患者を寝かせた状態でシェードを確認すると、窓からの光が切縁から入射してオレンジがかって見える

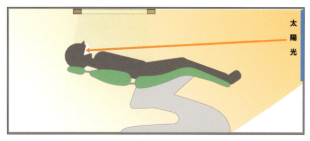

図2-1-10　口腔内に補綴物を装着する際、患者は寝ている状態である場合が多いと思います。患者の正面に窓がある部屋では患者が大きく口を開けた場合、蛍光灯よりも大きな光源の太陽光は切縁側から入射し、天然歯に光の拡散を生じさせ、座位の状態の天然歯の色調よりもオレンジ系の色調になります。この状態ではせっかく色調を合わせた補綴物が再製となる可能性が高くなります。しかし、この現象は写真では記録を行いにくい現象です。

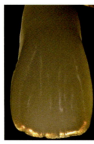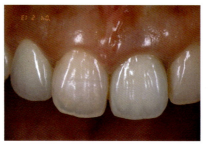

a｜b

図2-1-11a、b　左側中切歯にメタルセラミッククラウンが装着された状態です。患者は寝ている状態で補綴物を装着され、右側中切歯がオレンジ色に変化した状態のイメージ写真です。

肉眼でのシェードテイキングに適した環境とは？

　歯科医院と歯科技工室との間で、補綴物の製作時にメタメリズムが生じることは、すでに38～41ページで述べたとおりです。

　そこで考えられるのが、「窓のない部屋のほうが、室内灯が安定していさえすれば時間帯、天候、季節に左右されることなく、安定した写真が撮れるのではないか」というアイディアです。さらに極端な話をすれば、可能か否かは別として「真っ暗な部屋で口腔内写真が撮影できるならば、それこそつねに安定した写真が撮影できる」というアイディアも生まれてきます。これは、まずは肉眼でシェードテイキングを行いシェードの番手を決定するという行為、またシェードガイドと天然歯の色調の違いをさらに判別する行為を無視したお話です。筆者は歯科医院でシェードテイキングに立ち会って補綴物を製作する場合には、「その場での天

第1章 チームで知っておきたい基礎知識

最終的な色調の確認はチェアを座位に戻してから行おう

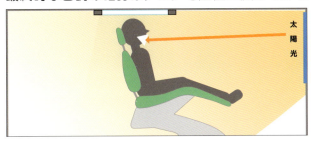

図2-1-12 患者が寝ている状態で補綴物を装着する際、患者の正面に窓がある場合には天然歯に光の拡散を生じさせ、オレンジ系の色調になります。色調の最終確認はチェアーを座位の状態に戻し色調の確認を行いたいものです。

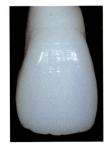 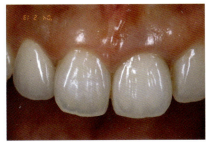

a | b

図2-1-13a、b 左側中切歯にメタルセラミックスクラウンが装着された状態です。図2-1-11bに示すとおり、患者が寝ている状態ですと天然歯はオレンジ色に変化しますが、座位の状態ではオレンジ色が抜けていることがわかるイメージ写真です。

然歯の記憶：90％」「写真データ：10％」ぐらいの感覚で行っている場合が多いですが、そうするとシェードテイキングにはやはりそれなりの、シェードテイキングに適した環境光が必要であることがお分かりいただけると思います（個人差はあるかもしれませんが）。ISO感度100〜200、絞りF16〜32、シャッタースピードを1/125程度でフラッシュが光らなければ写真は真っ黒になることはすでに述べたとおりですが、それはある意味カメラにとっては暗室にいるのと同じ状態になっており、窓からの光は影響がないとは言い切れないものの、微々たるものだということが理解できると思います。

しかし、窓がない診療室や、窓があっても夜間にシェードテイキングを行わなければならないことは実際にありえます。その場合、光の方向性を考え、その光が歯面に当たって色調が見やすい条件に調整すると良いでしょう。筆者の場合、そういう条件でのシェードテイキングでは天井からの蛍光灯の光を頼りにチェアーを水平に近い状態にし、患者を寝かせてシェードテイキングを行う場合が多いです。そうすることで、シェードが見やすくなると思っています。

白熱灯下でのシェードテイキングは、基本的には無理だと思ってください。その場合、歯科医師に理解してもらい、あえて治療室のどこかに蛍光灯を設置し、その状況下でシェードテイキングを行うか、それに近い環境、もしくは歯科技工室でシェードテイキングを行うのが好ましいです。

なお、補綴物の口腔内セット時、多くの場合で患者をユニットに寝かせたまま歯科医師も患者も補綴物の色調を天然歯と比較するものですが、その行為はややもすると、天然歯の色調が座位よりもオレンジがかって見えてしまう原因となってしまいます。これは条件にもよりますが、日中、患者の前に窓がある場合、寝かされていると窓からの入射光が切縁方向から歯に入り、天然歯にオパール効果の拡散現象が生じてオレンジ色に見え、補綴物と色調に違いが生じて見えてしまうことがあります（図2-1-9〜2-1-11）。この現象は肉眼でのシェードテイキングには影響を与えますが、口腔内写真にはあまり写りません）。

そこで歯科医師にお願いしたいのは、最終的な色調のチェックでは患者さんを座位にして、それから行ってほしいということです（図2-1-12〜2-1-13）。ただし、多数歯補綴の場合にはこの限りではありません。

4. シェードテイキングは来院直後に

執筆：小田中康裕

印象採得後に撮影された、乾燥した歯牙の写真

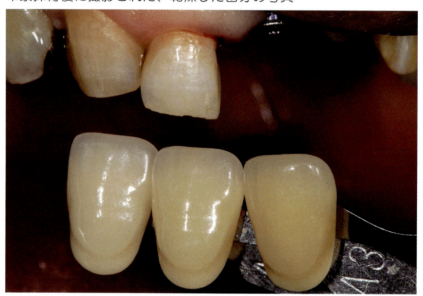

図2-1-14　歯科医師が印象採得後に撮影した、残存歯が乾燥した状態の口腔内の写真です。乾燥により、側切歯および犬歯の歯冠中央部に乾燥したとき独特の白帯・白斑が出現・強調されています。また、口腔内にあったはずのテンポラリークラウンが装着されていないシェード写真を見かけたら、それは歯科医師側が何らかの作業を行った後であることを示します。残存歯が天然歯の場合、個人差もありますが乾燥して本来の色調よりも彩度が低くなっている場合が多くなります。

乾燥した歯の色調が回復するまでには数日かかる場合も……！

シェードテイキング時に、参考にする歯牙を乾燥させてはいけないことは当然のお話です。ですが、よくあるシェードテイキングまでの流れとして、歯科医師が支台歯形成と印象採得までを行い、歯科医師が仕事をひと段落させた後に歯科技工士が呼ばれてシェードテイキングを行うことも多いと思います。

そうなると、多くの場合歯牙は乾燥し、シェードは本来の色調よりも彩度が低く、明るい色調に変化してしまい、正確なシェードテイキングが行えなくなってしまいます（図2-1-14、2-1-15）。こうした乾燥した歯牙が、元の色調に回復するまでには数日かかるといわ

第1章 チームで知っておきたい基礎知識

時間経過による歯牙の色調変化

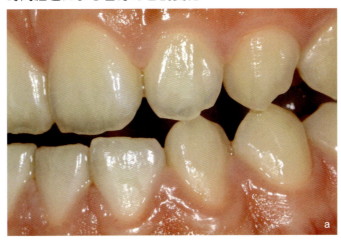

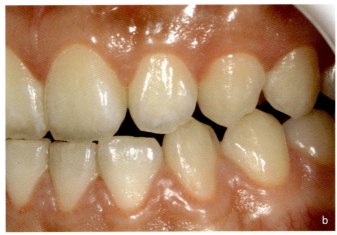

図2-1-15a、b　実験的に、開口直後の状態(a)と開口30分後の乾燥した状態(b)を撮影した写真を示します。この被験者の場合、われわれがイメージする乾燥した口腔内よりは白くなっていないように感じますが、天然歯の表層には乾燥独特の特徴である白斑、横筋などの白がより浮き出て、透明感の領域が狭くなっていることもわかると思います。また、全体的に乾燥する前の色調よりも彩度は低くなり、明度は高くみえることもわかると思います。この写真からもわかるように、印象採得を行った後のシェードテイキングでは、どんなに色調を真剣に合わせたとしても補綴物の装着時には口腔内は補綴物よりも彩度が高い状態になっているのです。

れています。その状態でシェードテイキングを行って補綴物を製作しても、色調がマッチしないことは容易に想像できます。もし、あなたの製作した補綴物、納品される補綴物が、いつも再現される歯牙のシェードよりも1ランクぐらい彩度が低いシェードを指摘されたり、指摘する場合上記のステップをもう一度考え直す必要があるかもしれません。

これを踏まえ、理想的なシェードテイキングを行うためには患者が歯科医院に来院した直後のタイミングにしていただきたいと思います。また、治療前にシェードテイキングの時間を設けることができない場合には、別途シェードテイキングのためだけのアポイントを入れていただきたいものです。

5．フレームワークの材料について知ろう

執筆：小田中康裕

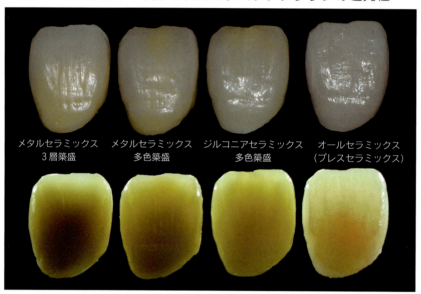

図2-1-16　各種フレームによって製作されたセラミッククラウンと、その透光性を示します。メタルセラミックスは、光の透過性のない金属がコーピングとしてあるために、透過光では影ができます。興味深いことは、同じメタルセラミックスでも多色築盛を行ったクラウンのほうが透過光で影ができにくいことです。

オールセラミックスの色調は、支台歯の色調に大きく左右される！

　最近の、シェードテイキングが必要な補綴物は大きく分けて、メタルセラミックスとオールセラミックスの2種に分けられると思います。オールセラミックスはプレス系のセラミックスとCAD/CAMで加工されるジルコニア系の補綴物に2分されますが、材質は変われど色調の組み立て方は基本的に同じであり、この材質の違いによるシェードテイキングの方法は基本的に変わりはないと考えています。

　オールセラミックスの利点としては、メタルセラミックスの欠点となってきた光を遮断する、酸化膜をもったメタルの色調を遮蔽し、補綴物の色の基調となるオペークが必要なくなることです（図2-1-16）。しかし、これは利点とともに欠点でもあり、オールセラミックスは支台歯の色調の影響をおおいに受けやすいという欠点があります。オールセラミックスを製作する場合、いかなる

第1章 チームで知っておきたい基礎知識

支台歯色がジルコニアモノリシックレストレーションの色調に与える影響

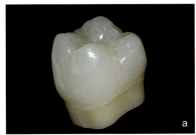 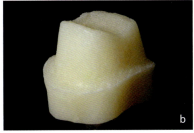 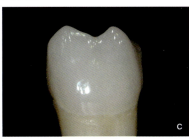

図2-1-17a〜c　レジン製ダイ模型に装着されたジルコニアモノリシックレストレーションを示します。ジルコニアコーピングは遮蔽性が有り下地の影響を受けにくいと言われていますが……。

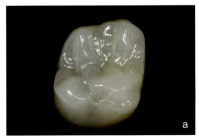 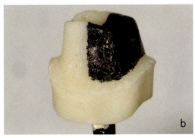 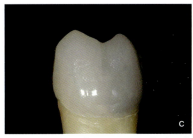

図2-1-18a〜c　……レジン製ダイ模型の半面に黒で着色し、装着されたジルコニアモノリシックレストレーションを示します。下地の影響を受けて色調に影響を与えていることが理解できます。

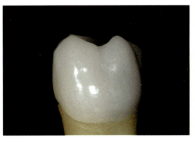

図2-1-19　不透明なコーピングで製作されたジルコニアセラミッククラウンを示します。不透明なコーピングといえど下地の影響を受けて色調の影響を与えていることが理解できます。

シェードにおいても支台歯の色調を記録すること、つまり支台歯のシェードテイキングが必須になります。

歯科メーカーは無責任に「ジルコニアコーピングは遮蔽力があるので、支台歯の色調の影響は受けません」といいますが、オールセラミックス系のいかなるコーピングも、なんらかの影響を必ず受けます（図2-1-17〜2-1-19）。そして、これに関するトラブルを歯科メーカーは補償してくれるわけでもありません。こうした中、もっとも理想的な支台歯は、「最終的に目標とする色調を有した支台歯」ということになります。そこで、メタルコアが入っている支台歯の場合には、それを撤去してレジンコアに置き換えることを歯科技工士としては望みます。この工程が行われているか否かで、オールセラミックスの製作工程は大きく変わってきます。しかし、臨床的にはそういった工程を踏んでくれる歯科医師は多くはありません。そういった場合には、しっかりと支台歯の色調を伝えることが必要となってきます。

6．モノリシックレストレーションと単純築盛の限界について知ろう

執筆：小田中康裕

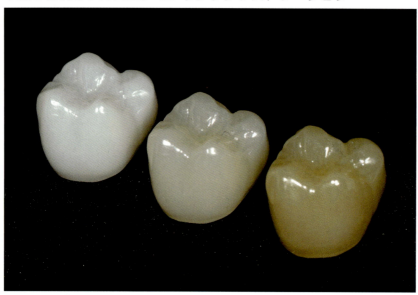

単純な色調のジルコニアモノリシックレストレーション

図2-1-20 ジルコニアモノリシックレストレーションの上顎大臼歯を示します。色調はテンポラリークラウンと相違ありません（本図はジーシー提供）。

それぞれの限界を事前に患者に伝えておかないと、トラブルの元に

ジルコニアモノリシックレストレーションは、最近は多層レイヤーのブロックも発売されていますが、基本的にはテンポラリークラウンそのままの色調に近いものです（図2-1-20）。また、陶材の単純築盛は基本的にシェードガイドの範疇の色調となります。これらの補綴物の製作を依頼された場合、指示書とともにシェードの写真を添付されたとしても、技工としては難しいものとなります。こういった条件下では、歯科医師が患者に対してジルコニアモノリシックレスト

第1章 チームで知っておきたい基礎知識

咬合面にのみジルコニアを露出させた臼歯部症例

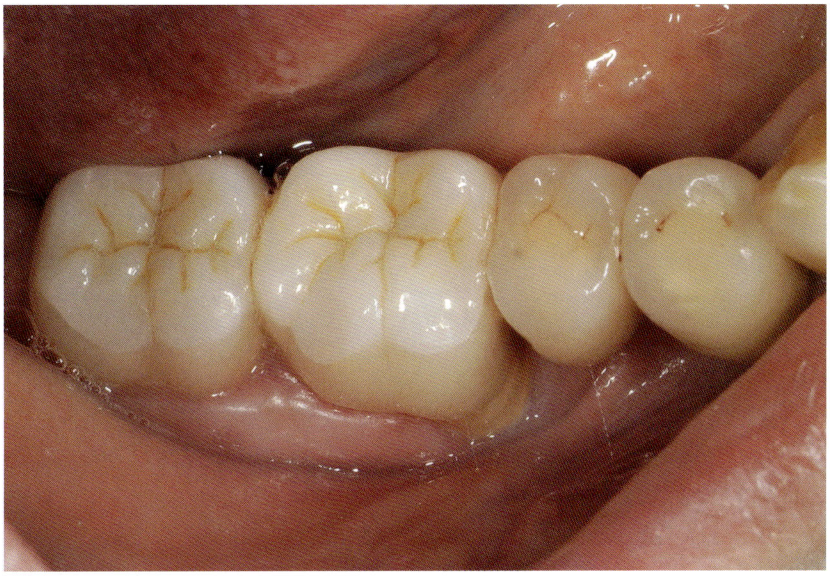

図2-1-21　下顎小臼歯には多色築盛、大臼歯は咬合を考えて咬合面はジルコニアにて再現したオールセラミッククラウンを示します。この症例では、患者に十分な説明を行った上で口腔内に装着されました。咬合面の色調が、築盛されたものとモノリシックレストレーションでは大きく異なることが理解されなければ、患者とのトラブルが生じる原因となります。

レーションや単純築盛の補綴物の色調再現性の限界を十分に説明する必要があります。

また、しばしば装着後に患者から「装着された補綴物が、イメージしたものとは違っていた」というクレームが出ることがありますが、上述したとおり、歯科医師側が料金と色調再現性に対して患者に説明をしていたならば、こういった問題は発生しにくいと思います（図2-1-21）。そして、ここで起きがちな問題は、患者が満足しないからといって、価格はそのままで歯科技工士に多色築盛を求めてくるということです。そのような問題が生じないためにも、歯科医師は、補綴物の限界を理解して患者に十分に説明を行う必要があります。

7. 支台歯のシェードと補綴物の色の関係を知ろう

執筆：小田中康裕

変色支台歯やメタルコアの場合のオールセラミックス製作は煩雑

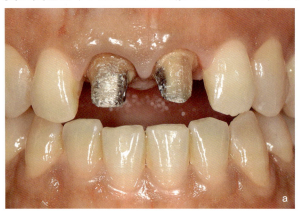
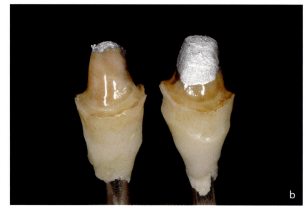

図2-1-22a、b　歯質は変色し、メタルコアが入っている状態の支台歯の口腔内写真を示します。オールセラミッククラウンで補綴する場合には、支台歯のメタルコアを除去し、レジンコアに置き換えたほうが色調再現などはスムーズに進む場合が多いです。臨床上、このまま進めてオールセラミッククラウンを製作する場合、歯科技工士はまず支台歯の色調を何らかの方法で再現し、その条件で色調再現できるように補綴物を製作しなければなりません。

レジンコアによる支台築造が行われていればオールセラミックス製作はスムーズ

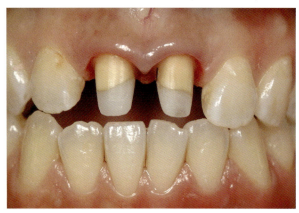

図2-1-23　支台歯の色調とレジンの色調にはズレがありますが、オールセラミックスを製作する上では理想的な色調をもつ支台歯を示します。このような、オールセラミックスを製作するための下地処理がなされていると補綴物の製作は行いやすくなります。

オールセラミックスは、できれば条件の良い支台歯上で製作したい

「5．フレームワークの材料について知ろう」でも書きましたように、基本的にメタルセラミッククラウンによる補綴では支台歯の色調が歯冠色に影響を与えることはありませんが、オールセラミッククラウンの製作時において支台歯の色調は結果に大きな影響を与えます。オールセラミックスの色調再現には、大きく分けて2つの考え方があります。
①ラミネートベニアのように支台歯の下地色を活かして色調再現を行い、クラウンの色調再現を図る方法。

第1章 チームで知っておきたい基礎知識

メタルコア支台歯に対してジルコニアセラミックスを製作した例

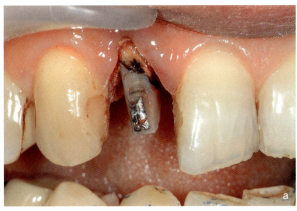

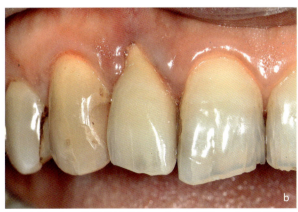

図2-1-24a、b　歯質は変色し、メタルが入っている状態の支台歯に対してジルコニアセラミックスを製作した例を示します。オールセラミッククラウンで補綴するためにはジルコニアコーピングに支台歯の色調を遮蔽するための手間をかけて製作をしなければなりません。そしてそのような製作法で装着直後のオールセラミッククラウンがbになります。

②支台歯が変色歯やメタルコアの場合、それらの色は遮蔽してクラウンを製作する方法。

　理想をいえば、つねに①の方法で製作したいと歯科技工士は思っています。そのため、支台歯が変色歯やメタルコアの場合にはレジンコアにて理想的な色調の支台歯に置き換えたいところですが、臨床ではさまざまな事情があり、そのようにいかないことは多々あります。筆者はオールセラミッククラウンを製作する上では支台歯の色調は最終的なクラウンの色調に大きな影響をもたらすために、基本的に支台歯の色の状態を表した写真が必要と考えています（図2-1-22〜2-1-24）。

51

第2章 これだけは揃えよう

1．シェードテイキングに必要な道具

執筆：岩崎智幸

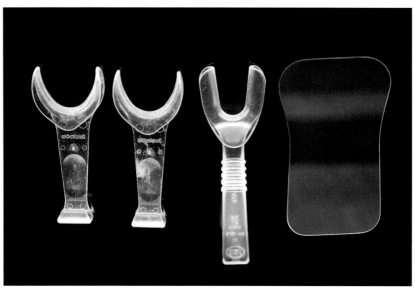

筆者が使用している口角鉤とミラー

図2-2-1　筆者が使用している口角鉤とミラーを示します。図中左の2本がWリトラクター(サンフォート)、中央がピジョンのSタイプ(YDM)、そして右側のミラーがエバポーレイテッドミラー(サンデンタル)です。

シェードテイキングを始める前に、道具を揃えよう

　シェードテイキングに必要な道具は、まずはシェードガイドとカメラになります。補助ツールとして、口角鉤、咬合面および側方用ミラーがあります(図2-2-1、2-2-2)。中でもシェードガイドとカメラにはさまざまなものがあり、何を準備したら良いのかを迷うかと思います。そこで本項では、筆者が使用する機材を紹介します。

1）口角鉤
・Wリトラクター(サンフォート)

1本で2タイプの口角鉤を兼ね備えているので便利です。

2）ミラー
・エバポーレイテッドミラー(サンデンタル)
表面反射タイプのガラスミラーです。表面に、ステンレスより硬く傷に強いロジウムメッキが施されています。しかし、ラフな取り扱いでは傷が入ります。

3）カメラ
①シェードテイキング用
・ボディ：D7200(ニコン)／レンズ：SP AF90mm

第 2 章 これだけは揃えよう

筆者が主に使用しているシェードガイド

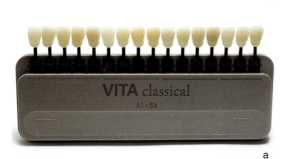 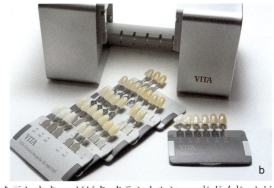

図2-2-2a、b　筆者が主に使用しているシェードガイドを示します。aがビタ クラシカルシェードガイド、bがビタ リニアシェードガイド 3Dマスター(いずれもVita Zahnfabrik, 白水貿易)です。

F/2.8 Di MACRO 1:1 (タムロン)／フラッシュ：EM-140DG(シグマ) もしくはニコンクローズアップスピードライトリモートキット R1(ニコン)

②テクスチャー、表面性状再現、資料撮影用

・ボディ：D810(ニコン)／レンズ：SP AF90mm F/2.8 Di MACRO 1:1 もしくはAI AF Micro-Nikkor 60mm f/2.8D(ニコン)／フラッシュ：ニコンクローズアップスピードライトリモートキット R1

カメラの詳細については、後に詳しく述べていきます。

4) シェードガイド

・ビタ クラシカルシェードガイドおよびビタ リニアシェードガイド 3Dマスター(いずれもVita Zahnfabrik, 白水貿易)／Chromascop(Ivoclar Vivadent)／ノリタケ シェードガイド(クラレノリタケデンタル, モリタ)

基本的に、使用する陶材メーカーのシェードガイドを使用します。

2. シェードガイドを用意しよう

執筆：岩崎智幸

さまざまな種類のシェードガイド

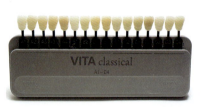

図2-2-3(再掲) ビタ クラシカルシェードガイド(VITA Zahnfabrik, 白水貿易)。

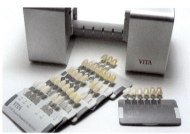

図2-2-4(再掲) ビタ リニアシェードガイド 3Dマスター(VITA Zahnfabrik, 白水貿易)。

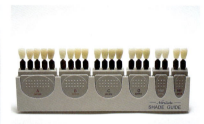

図2-2-5 ノリタケ シェードガイド (クラレノリタケデンタル, モリタ)。

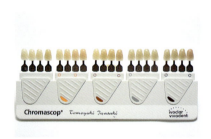

図2-2-6 Chromascop (Ivoclar Vivadent)。

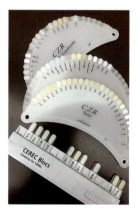

図2-2-7 通常のシェードガイドに加え、本図に示すような陶材やセラミックブロックの色見本を併用する場合もあります。

まずはVITA社のクラシカルシェードガイドを

現在流通しているシェードガイドには、さまざまなメーカーのものが存在します。「A：レディッシュブラウン」「B：レディッシュイエロー」「C：イエローイッシュグレー」「D：レディッシュグレー」の系統別に1～4段階で区分したものや、明度を基準に判断するもの、使用するCADブロックのマテリアル名、アクセント・エフェクト系陶材名を記したもの、そして歯肉色用など多岐にわたります(図2-2-3～2-2-7)。

その中でも、VITA社のクラシカルシェードガイド(図2-2-3、VITA Zahnfabrik, 白水貿易)はNo.1のシェア率を占めているといわれています。世界中、どこの診療室でもだいたい置いてあるといわれ、理にかなった素晴らしいシェードガイドであることを物語っています。それに補助として、すべての歯牙の色調をガイドできるというコンセプトのビタ シェードガイド3Dマスターや、ビタ リニアシェードガイド3Dマスター(図2-2-4、VITA Zahnfabrik, 白水貿易)も使用できます。後者の場合、直感的に特定することが困難な場合はリニアガイドを用いて明度の判断を行い(バリューガイドの0～5)、次に彩度・色相を決定します(クロマ／ヒューガイドの中から、明度判断時に選択した0～5の番号から選びます)。

3. シェードガイド選択の基準は？

執筆：岩崎智幸

同じ番手でもメーカーによって色が異なるのがシェードガイド

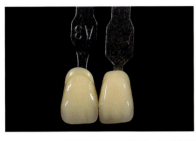

図2-2-8　同じ番手にもかかわらず、色調が異なるシェードガイドを示します。このことからもわかるとおり、チェアサイドとラボサイドで同じメーカーのシェードガイドを用意することが大切です。

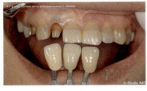 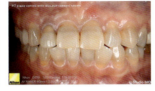

a|b

図2-2-9a、b　チェアサイドと同じメーカーのシェードタブでシェードテイキングを行い補綴物を製作した例を示します。上顎右側側切歯のオールセラミッククラウンです。

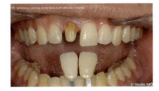 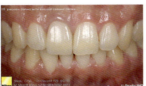

a|b

図2-2-10a、b　図2-2-9と同様の症例です。上顎右側中切歯切歯のオールセラミッククラウンです。

チェアサイドとラボサイドで同じメーカーのシェードガイドを使おう！

　歯科技工士がチェアサイドに出向き、自分が使用する陶材メーカーのシェードガイドを用いて、その中から目標歯に酷似した物を選び出して写真を撮影したとします。この場合、ラボに帰った歯科技工士の手元に現場で使ったものと同じシェードガイドがあることが最大のメリットになります。ですが、歯科技工士としては直接シェードテイキングに出向く場合よりも、チェアサイドから写真だけが送られて来る場合がほとんどではないでしょうか。その場合には、最低限の前提としてチェアサイドとラボサイドで同じメーカーのシェードガイドを使用し、写真が撮影されている必要があります。ご存じだとは思いますが、同じA3のシェードガイドであったとしても、その色調などはメーカーによってまったく異なります（図2-2-8）。

　なお、シェードガイドはセラミック製で、基本的に経年劣化は少ないはずですが、10年を超えるような長期間の使用で、なおかつ冷暗所ではなく、環境光、天然光にさらされて紫外線を受け続けるような保管状態にあったり、何らかの物質が付着したような状態が続いていたりする場合には変化が起きないとも限りませんし、実際に口腔内に入るものでもありますので、定期的に新しいものに交換することも必要でしょう。また、交換した際はチェアサイドとラボサイドで使用するシェードガイドを比較し、色調にズレがないことを確認すれば不安要素はなくなります。これは微々たる効果かもしれませんが、それ以上にチェアサイドとラボサイドのコミュニケーションにも繋がり、シェードガイドの状態を統一するのと同じく、補綴治療成功への意識の統一も図れることになるのではないでしょうか（図2-2-9、2-2-10）。

4. シェードガイドの限界を知ろう

執筆：岩崎智幸

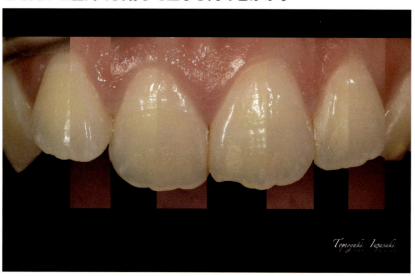

透過光が口腔内で反射して生じる光の色かぶり

図2-2-11　透過光が口腔内で反射して生じる光の色かぶりについて示します。

シェードガイドの信頼性を左右する因子

　シェードテイキング時に撮影した画像内にあるシェードガイドとまったく同じものがラボサイドにあり、歯牙も乾燥していない平常時の歯牙を撮影してあったとします。撮影環境も整い、必要なエリアの情報が、環境光を写し込まない100%フラッシュ光でなおかつ適正露光量で、さらにその色温度も正確に設定の施されたカメラを用いて撮影したとします。つまり、チェアサイドでシェードテイキングを行う際の最善を尽くした状態です。

　ですが、どうしても整わない条件があります。それは、シェードガイドと目標歯、そして補綴物の透過性の違いによる、透過光が口腔内で反射してきた光の色かぶり（図2-2-11）の量の差です。対象歯が天然歯の場合（極端に薄い場合を除く）、シェードガイドとの透過度の違いは微々たるものかもしれません。その際は対象歯とシェードガイドの背景の状態が同じであれば色かぶりの量は同じようになります。そうでない場合は、

第 2 章 これだけは揃えよう

乾燥による歯の白化にはシェードガイドも対応できない

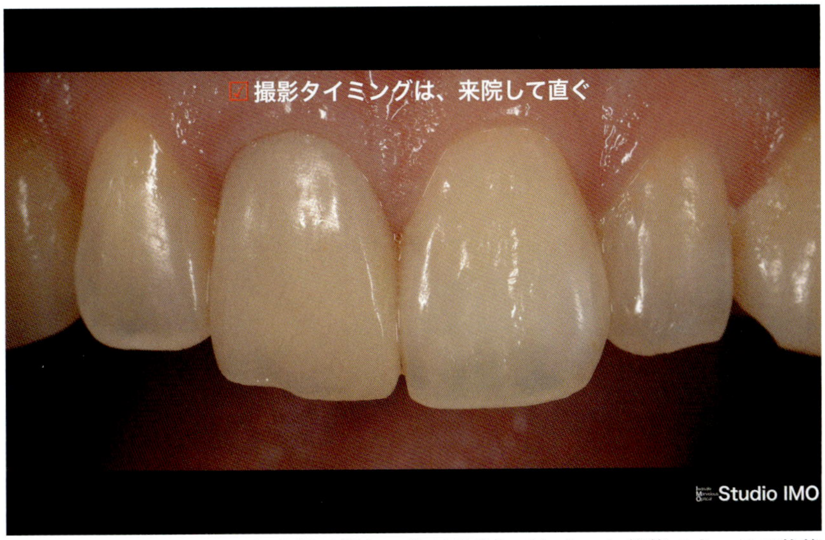

図2-2-12 開口させてから時間が経ち、歯が乾燥してしまった状態です。この状態でシェードテイキングを行っても、正確な結果は得られません。

コントラスター(黒バック)を用いて透過光の色かぶりの有無を確認しておくことが必要となります。ラボサイドでシェードガイドを見た状態と比較し、写真に写っているシェードガイドの透過性の高い切縁付近が赤い場合は色かぶりと判断できます。透過光の口腔粘膜の反射光による色かぶりは、口腔粘膜が被写体に近い場合に起こります。透過度によって異なりますが、数cm離れればこの色かぶりはほとんど起きなくなります。

このことから、対象歯の裏側には空間が数cm確保されているが、シェードガイドのすぐ後ろに口唇が背景としてあるような場合には、対象歯と背景の条件が大きく異なりますので、誤差が生じます。この誤差がある状態で、ラボのモニター上でシェードガイドを基準に画像調整を行っても正確な色合わせができないことになるため注意が必要です。

また、歯牙は乾燥すると白く見えるようになるため、いかにシェードタブを選び、チェアサイドとラボサイドで統一したとしても正確な結果は得られません(図2-2-12)。

5. シェードガイドの使いかたと見かたを知ろう

執筆：岩崎智幸

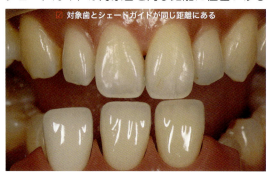

図2-2-13 シェードガイドは、対象歯と発光面が同じ距離、同じ角度で撮影されることが条件となります。

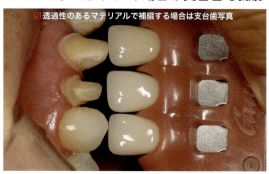

図2-2-14 オールセラミックスでは支台歯の色が仕上がりに影響しますので支台歯のシェード写真も撮影しておきます。

シェードガイドの選択は「直感」で、「3本」で決める！

　シェードガイドの使いかたで重要なのは、初見の直感的感覚で選択することと、環境光下で判断していただくことです。厳密にいえば、錯覚を抑えた、色評価に用いられる高演色光源下で判断していただくことが理想です。

　ただし、これは本書の別の箇所でも言及されていますが、シェード写真はほぼ100％フラッシュによる露光になります。高演色光源とフラッシュ光には1,000K程度、フラッシュによってはさらにそれ以上の色温度差がありますが、カメラのホワイトバランスの設定が正しく行われていれば、高演色光との色温度の差し引きがされているため問題ありません。それよりも問題となるのは、フラッシュ光は環境光と異なり強い指向性をもっていることです。照射角度と面積、距離によっては露光ムラを起こす可能性がおおいにあります。

　これを踏まえて留意する点は、あまり多くのシェードガイドを画面内に並べないことです。そうすると、場所によっては露光ムラが起きている可能性があります。また、どのシェードガイドが対象歯に近似しているのかという意図が非常に伝わりにくい写真になります。このシェードガイドで間違いないと思う場合は、特定の1本、多くても3本程度にとどめていただきたいものです。

　シェードガイドはあくまでもモニター上で画像調整を行い、色合わせの作業をするための基準になります。

第2章 これだけは揃えよう

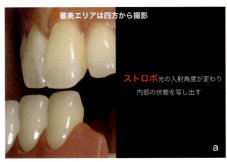
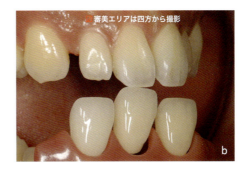
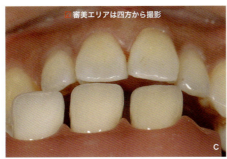
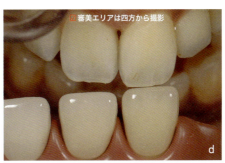

図2-2-15a〜d　シェードガイドは対象歯と発光面が同じ距離、同じ角度で撮影されることが条件ですが、とくに審美エリアの場合はさまざまな角度から記録することで、歯の透明感や表面性状を伝えることができます。

多く写し込み、露光ムラにより基準に誤差が生じるならば錯覚の原因になります。

シェードガイドをより客観的に写し込むために

そしてシェードガイドの配置ですが、対象歯と発光面が同じ距離、同じ角度で撮影されることが条件となります（図2-2-13）。距離が変わりますと、離れたほうに露光不足が起き、角度が変わると反射光の届き方が変わりますので見えかたも変わってしまいます。また、オールセラミックスでは支台歯の色が仕上がりに影響しますので支台歯のシェード写真も撮影しておきます（図2-2-14）。

前項でも述べましたが、被写体には透過性がありますので、審美エリアではさまざまな角度で撮影することにより、歯牙の特性を忠実に写し出し、伝えることができます。正面、左右、上下から記録するため、四方から撮影します（図2-2-15）。

また、撮影倍率ですが、より情報を伝えたいという思いから、等倍付近の倍率で拡大像を撮影されることが多いと思います。もちろん、拡大像の情報は必要ですが、全体との調和を考える上でも1/1.8〜1/2程度の広範囲を撮影した写真も必要です。そのためにも、露光ムラが起きないよう、まんべんなく露光できるシステムで撮影することが必須となります。

6．カメラの種類を知ろう

執筆：岩崎智幸

デジタルカメラの3タイプ

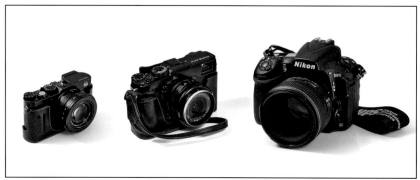

図2-2-16　3タイプのデジタルカメラを示します。図中左から、レンズ固定式コンパクトデジタルカメラ、レンズ交換式ミラーレス一眼カメラ、そしてレンズ交換式デジタル一眼レフカメラとなります。

現在のデジタルカメラは3種類に大別できる

　写真を撮影するためにカメラを購入する場合、まずはデジタルカメラかフィルムカメラかを選択することになります。この両者の差は、画像を撮像素子でデジタルデータとして記録するのか、フィルム面の化学変化として記録するのかに集約されますが、今やデジタルカメラは驚くほどの進化と利便性を獲得し、圧倒的なシェアを占めています。フィルムカメラは、一部の愛好家が趣味として愉しむもの、というイメージになってきました。いずれにしても、写真を撮影する上での基本は変わらないのですが、本書では市場でのシェアと将来性を考慮して、デジタルカメラに特化して書き進めていきます。

　デジタルカメラは、多くのメーカーから多数の商品が発売されており、その選択肢は多岐にわたりますが、基本的には図2-2-16に示す3種に整理できます（モバイル搭載カメラ、一部の舶来デジタルカメラ、中判デジタルカメラ・中判デジタルバック装着カメラを除く）。それぞれの特徴について以下に示します。

1）レンズ固定式コンパクトデジタルカメラ（通称：コンデジ）

　軽量でコンパクトなことが特長です。レンズ一体型であるため、近接撮影が可能な機種は限られ、クローズアップレンズも固定できない機種が多いです。また、外部のフラッシュを接続するために必要なシンクロターミナルがない機種が多く、同じ理由からマクロ撮影用フラッシュも装着できない場合も多いです。フラッシュ用ブラケットなどを用いて装着したとしても、「コンパクト」というメリットは損なわれてしまいます。撮影時には、基本的に背面液晶を見ながら行うことになります。センサーサイズは、1/2.3型からフルサイズまで存在します。

2）レンズ交換式ミラーレス一眼カメラ（通称：ミラーレス）

　後述するミラーと光学ファインダーを省き（ミラーレス化）、従来の一眼レフカメラよりも薄くコンパク

第2章 これだけは揃えよう

ファインダー視野率100％のカメラの例

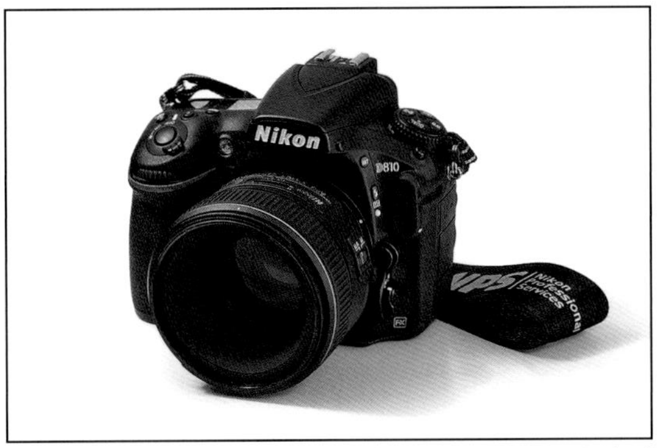

図2-2-17　ファインダー視野率100％の、フルサイズ
デジタル一眼レフカメラ（D810、ニコン）

トに設計できることが特長です。同じ理由から、レン
ズをセンサー面に近く設計できる（フランジバックが短
い）ためレンズもコンパクトに設計できます。口腔内
写真撮影に必要なマクロレンズも各社からラインナッ
プされています。また、フランジバックの短さは、メー
カーによってさまざまに異なるフランジバックの長さ
の違いをマウントアダプターで吸収できることを意味
しており、さまざまなメーカーのレンズをアダプター
を介して装着することが可能です。フラッシュの装着
に関しては、後述のレンズ交換式デジタル一眼レフカ
メラとほぼ同様に行えます。ファインダーは電子式と
なり、背面液晶あるいはEVF（電子ビューファインダー）
の画像を見ながらの撮影となります。センサーサイズ
は、小さな物からペンタックス Qシリーズの初期に
用いられた1/2.3型、ニコンのNikon1に採用された1
型、オリンパスとパナソニックのマイクロフォーサー
ズ（17.3×13mm）、キヤノン、ソニー、富士フィルム
のAPS-C（約23.6×15.8mm、メーカー間で多少の差があ
ります）、そしてソニーα7、α9がフルサイズセンサー
（35.6×23.8mm）を搭載しています。

3）レンズ交換式デジタル一眼レフカメラ
（通称：レフ機）

　光学ファインダーに導かれる光と、センサー面に導
かれる光をミラーの上下運動で切り替えるレフレック
ス（Reflex。これが一眼レフの"レフ"の語源です）機構を
備え、撮影されるものと同じ像を光学ファインダー内
で見ることが可能です。歴史があるため、各社がさま
ざまな製品を発売しており、レンズのラインナップも
豊富です。フラッシュなどの外部アクセサリーにも十
分対応します。光学ファインダー、またはライブビュー
機構で背面液晶を見ながら撮影します。光学ファイン
ダーの視野率（写る範囲のカバー率）は95～100％で、液
晶ならば100％となります。余談ですが、光学ファイ
ンダーでの100％視野率は非常にコストがかかり、高
級機にしか搭載できないのです〔図2-2-17〕。センサー
サイズは、オリンパスがフォーサーズ（17.3×13mm）、
ニコン、キヤノン、ペンタックス、ソニーの4社は
APS-Cとフルサイズの双方をラインアップしています。

61

7．歯科用にキット販売されているカメラはどのようなものか？ 　執筆：岩崎智幸

歯科用にキット販売されているカメラの例①

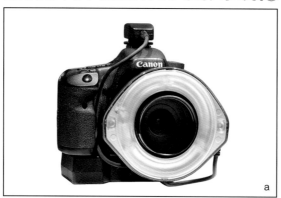

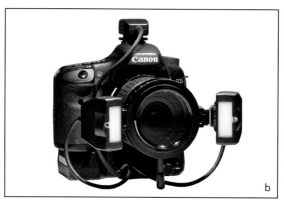

図2-2-18a、b　歯科用にキット販売されているカメラの例を示します。EOS 7D Mark II（キヤノン）とカスタム仕様のレンズをベースに、リングフラッシュを装着したものとツインフラッシュを装着したものです（いずれもソニックテクノ、本図は同社資料より引用）。

規格写真撮影に適するように考えられたシステム

　それでは、歯科専用と銘打ってキット販売されているコンパクトデジタルカメラやデジタル一眼レフカメラはどのようなものなのでしょうか？　これらの特徴は、後述する口腔内規格写真を撮影するために専用設計されて販売されている、ということです。コンパクトデジタルカメラベースの商品は1型センサー以下の小型センサーを搭載し、レンズ固定式で小型サイドフラッシュを固定、もしくは内蔵フラッシュをアクリル棒でレンズの側面まで配光するシステムで、フラッシュ撮影が行えない機種も存在します。

　一眼レフタイプのカメラの場合は、とくにしっかりと規格写真撮影が行えることを前提とし、市販されているカメラ本体に市販のズームレンズ（28～200mmや18～200mm）をベースにクローズアップレンズを組み込んだカスタム仕様のレンズが装着されているタイプのもの（図2-2-18）がまず挙げられます。このレンズのピントリングは固定されており、ズームリングで撮影

第 2 章 これだけは揃えよう

歯科用にキット販売されているカメラの例②

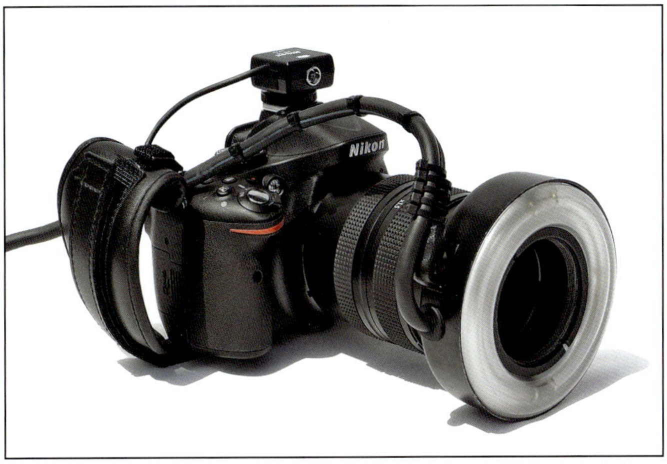

図2-2-19　同じく、歯科用にキット販売されているカメラの例を示します。D5500（ニコン）をベースに、カスタム仕様のレンズとリングフラッシュを組み合わせたものです（サンフォート、本図は同社資料より引用）。

倍率を変更します（ピントは撮影者が体を前後させて合わせます）。このことは、どのような撮影倍率でもワーキングディスタンス（レンズ先端から被写体までの距離）は不変であることを意味し、フラッシュの発光量は固定しておけばよいため機構は単純、かつ安定した露出で撮影することができます。フラッシュ発光部のタイプとしては、サイドフラッシュとリングフラッシュの双方が存在します。

　もうひとつは、市販されているカメラ本体に、ニコンからかつて発売されていたメディカルニッコールの

原理（レンズは単焦点マクロレンズで、ピントリングと絞りリングが連動し、ピントリングが倍率を指定し、被写体に近接すると絞り込まれ、被写体から離れると絞りが開くもの）をもつレンズを組み合わせた製品もあります（図2-2-19）。この機構によれば被写体との距離が変わっても、一定の適正露出を得ることができます。光源はリングフラッシュで、サイドにディフューズするアダプターも入手できるようです。いずれのシステムも、口腔内撮影にとって理にかなったシステムということができます。

8. 口腔内規格写真撮影（近接撮影）にはどのようなカメラを選ぶ？ 　執筆：岩崎智幸

等倍撮影とは……。

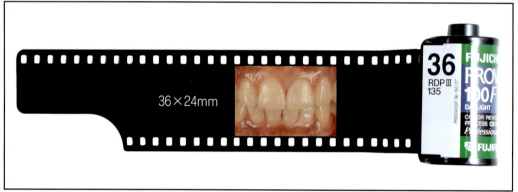

図2-2-20　等倍撮影の模式図を示します。本図に示すように、36×24mmの範囲に、36×24mmの被写体がまったく同じサイズで写った状態を「等倍」とよびます。

倍率の設定が簡単なフルサイズ機、もしくはAPS-C機がおすすめ

　レンズの焦点距離とピント位置を固定し、被写体となる歯牙と記録面（フィルム面もしくは撮像素子表面）の距離をつねに一定に保ち、定められた倍率で撮影・記録するのが規格撮影です。ここで用いる「倍率」とは、フルサイズ（36×24mm、アスペクト〔縦横〕比3：2）のフィルムもしくは撮像素子に投影される被写体像の大きさを基準にした値で、等倍（1：1）の場合には横幅36mmのものが36mmそのままに写ります（図2-2-20）。

　ちなみに、この36×24mmというサイズはドイツのエルンスト・ライツ社の技術者オスカー・バルナックが、1910年代に横幅35mmの映画用フィルムを写真用に流用することを考案し、そのときに決められたものです。フルサイズのことを「35mm判」とよぶことが今でもありますが、こうしたルーツによるものです。

　現在、フルサイズ機とよばれる36×24mm（正確にはメーカーによりわずかな差があります）の撮像素子をもつカメラでは、マクロレンズ本体に記されている撮影倍率でそのまま撮影できます。また、APS-Cサイズ機はアスペクト比は同じものの、フルサイズ機にく

第2章 これだけは揃えよう

市販のマクロレンズにAPS-Cでの撮影倍率を書き込んで使用

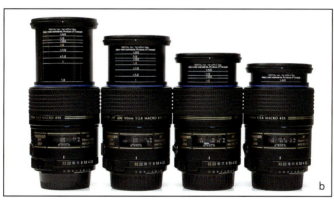

図2-2-21a、b　APS-Cサイズ機を使う場合は、倍率計算をし、市販のマクロレンズの鏡胴に倍率の指標を記しそれを合わせることで倍率指定をしています。

らべておよそ1.5倍のサイズになります(こちらもメーカーにより差があります。キヤノンのAPS-Cでは1.6倍です)。よって、撮影倍率を手軽には指定できません。メーカー純正のAPS-Cサイズ機専用マクロレンズでも、撮影倍率はフルサイズ換算のものが記されています。

　筆者はフルサイズ機にマクロレンズを装着し、レンズに表示されている倍率の指標を合わせる事により、倍率指定をして撮影しています([図2-2-21]もちろん、ピントは自分が前後に動いて合わせます)。また、APS-Cサイズ機を使う場合は、倍率計算をし、レンズの鏡胴に倍率の指標を記しそれを合わせることで倍率指定をしています。

　マイクロフォーサーズ機は、フルサイズにくらべてセンサーサイズが1/2、アスペクト比が4:3となり比率が異なるため、3:2で撮影する場合には画像記録の設定で3:2で記録されるようにする必要があることと、一眼レフカメラの場合は撮影時に上下の画像がカットされるガイドラインをファインダー上に引いておく必要があります(図2-2-22)。

　話が複雑になってきましたが、ここで言いたかったのは「口腔内や模型の接写を規格的に行うためには、倍率指定が可能なカメラが必要」だということです。

第2部 準備編—シェードテイキングその前に……これだけは知っておこう

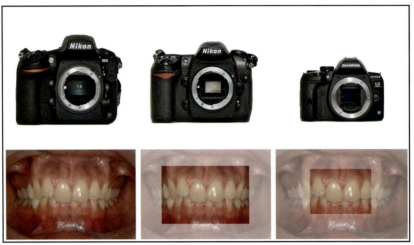

図2-2-22　3種類のフォーマットのサイズ比較です。図中左より、フルサイズ、APS-C、そしてフォーサーズです。

これには、「歯科用コンパクトデジタルカメラ」「ミラーレス一眼カメラ＋マクロレンズ＋マクロ撮影用フラッシュ」「一眼レフカメラ＋マクロレンズ＋マクロ撮影用フラッシュ」の3種が挙げられます。倍率設定時にズームリングにクリック感が欲しいのであれば、前項でご紹介したカスタム仕様のレンズつきの歯科専用カメラを購入すればよく、極力軽量・コンパクトで高画質を必要としない臨床の記録用に使うのでしたら歯科用コンパクトデジタルカメラを選択すればよいでしょう。また、歯科専用と銘打ったカメラをかならず使わなければいけない、ということもありません。歯科の写真に適した設定を行うことができ、撮影倍率を正しく指定でき、つねに適正露出が得られれば良いのです。なお、この撮影倍率という点においては、先ほど説明したような撮影倍率の視認、計算が行いやすいフルサイズ機、もしくはAPS-Cサイズのカメラが良いと思います。

また、被写体を見やすく確実にとらえるためには背面液晶やファインダーのクオリティも大切です。背面液晶を見ながら撮影するカメラの場合は、液晶画面の見えやすさ（ピントのつかみやすさ）、一眼レフカメラの場合は、ファインダーの見えやすさ（ピントのつかみやすさ、視野率、ファインダー倍率〔見える像の大きさ〕、フォーカシングスクリーンのタイプ〔方眼の有無など〕）も

第 2 章 これだけは揃えよう

APS-C機とマクロレンズの基本的な組み合わせ

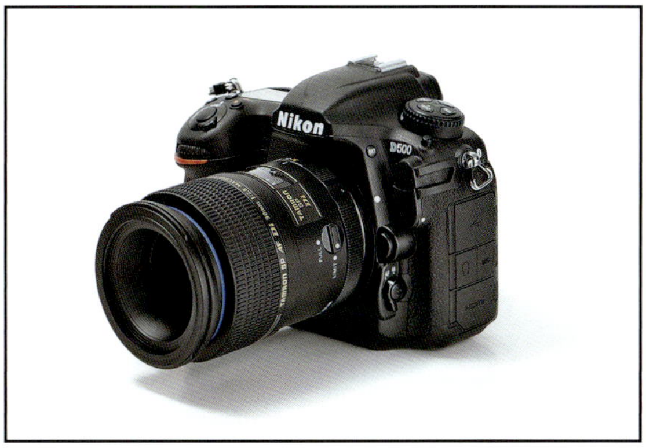

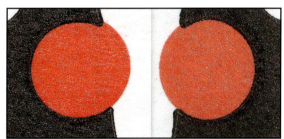

図2-2-23　筆者が口腔内撮影に用いる、APS-C機とマクロレンズの基本的な組み合わせを示します。これに、用途に応じたフラッシュを装着し使用します。

トリミングが前提ならフルサイズ機のほうが有利

図2-2-24　同じ写真から、フルサイズ機で撮影した場合の強拡大(図中左)と、APS-C機で撮影した場合の強拡大(図中右)を示します。トリミングが前提で撮影する場合には、フルサイズ機のほうが有利です。

選択基準となります。

口腔内・近接撮影用レンズの選択肢は少なくてシンプル

そしてレンズについては、マクロレンズの場合焦点距離のバリエーションが少ないため、選択肢はそう多くありません。フルサイズ機なら100mmや105mm、APS-Cサイズ機なら85mmや90mm、もしフォーサーズ機を選択するなら50mmになるでしょう。これは、被写体との距離(ワーキングディスタンス)と撮影倍率とのバランスからおのずと決まってきます。倍率指標はフルサイズ機ならレンズに記してある数値そのままに撮影します。その他のセンサーサイズは倍率計算を行うか、鏡胴やピントリングに目印を書き込むこともひとつの方法です。

これらを踏まえ、筆者の使用機材はD500(ニコン、APS-C機)とタムロンの90mmマクロレンズ(SP AF90mmF/2.8 Di MACRO1:1)を用い、用途に合わせフラッシュを交換して使用しています(図2-2-23)。トリミングをする可能性がある場合には、本体をD850(ニコン、フルサイズ機)に交換します。フルサイズ機かAPS-C機かの判断基準は、トリミングをする可能性の有無だけです(図2-2-24)。

9. 顔貌写真撮影にはどのようなカメラを選ぶ？ 執筆：岩崎智幸

顔貌写真撮影に適する標準レンズ

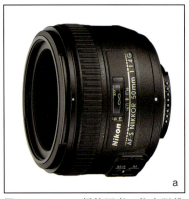 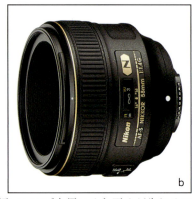

図2-2-25a、b　顔貌写真に焦点距離が短いレンズを用いると歪みが生じるので、フルサイズ換算で50mm前後の標準レンズ、あるいは85〜105mm程度のレンズを用います。aはAF-S NIKKOR 50mm f/1.4G、bはAF-S NIKKOR 58mm f/1.4Gです（いずれもニコン、本図はニコン社資料より引用）。

カメラボディは高倍率撮影用と分けるのがおすすめ

　規格写真としての顔貌撮影をする場合に、コンパクトデジタルカメラや、ミラーレス一眼カメラをお使いの方が多い印象を受けます。規格写真として撮影する場合、単焦点レンズを用い（ズームレンズなら焦点距離を固定）、ピントリングを固定する（ワーキングディスタンス〔レンズ先端から被写体までの距離〕をつねに一定にする）ことで、倍率指定が可能です。撮影倍率は1：10以下となり、縦位置での撮影となります。

　また筆者の場合、ワーキングディスタンスがつねに一定になるようなオフィスではとくにピントリングは固定せずに、オートフォーカスである程度規格性のある撮影をしている場合もあります。口腔内の高倍率撮影時には、数mm単位のワーキングディスタンスの差で撮影倍率が大きく変わる可能性がありますが、顔貌撮影のように低倍率になればなるほど、誤差は少なくなってきます。それは、レンズに記された倍率指標と距離指標を見れば一目瞭然です。

　すなわち、口腔内や模型の高倍率撮影よりも顔貌撮影のほうが規格撮影を行いやすいため、カメラの選択肢は広がります。ただし、外部フラッシュを用いたライティングを行う場合には、外部フラッシュに対応した機種に限られてきます。

　なお、高倍率撮影用にセッティングしてあるカメラで顔貌を撮影しようとすると、クローズアップレンズを取り外す操作が必要となったり、90mmや100mmのマクロレンズを装着している場合にはワーキングディスタンスが1.5m以上必要になったりと、使いにくい

筆者が顔貌写真撮影に用いているカメラとレンズ

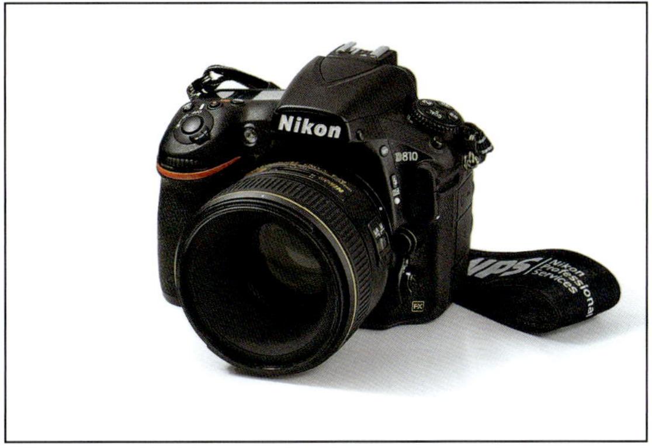

図2-2-26　顔貌撮影にはマクロレンズを使う必要はありませんが、焦点距離が短すぎると遠近感が強調されて歪みが生じるため、フルサイズ換算で50mm前後のレンズが良いです。筆者の場合、トリミングする可能性を考えてフルサイズ機のD810（ニコン）を選択し、レンズは58mm（AF-S NIKKOR58mm f/1.4G、ニコン）を使っています。

ものです。だからといって、顔貌写真を重視して焦点距離が短いレンズを選択すればワーキングディスタンスは短くなりますが、高倍率撮影ができなくなってしまいます。よって、近接撮影用と顔貌撮影用のカメラを1台でまかなうか、2台にして個々の役割をもたせるか、たいへんに悩むところです。

　と、いうわけで、筆者はレンズ交換の手間と、レンズ交換にともなう塵の混入を防ぐ意味から、2台体制で撮影しています。

焦点距離が短すぎるレンズはNG

　なお、顔貌撮影にはマクロレンズを使う必要はありませんが、焦点距離が短すぎると遠近感が強調さ

れて歪みが生じるため、フルサイズ換算で50mm前後のレンズ（標準レンズ）が良いです（図2-2-25）。筆者の場合、トリミングする可能性を考えてフルサイズ機のD810（ニコン）を選択し、レンズは58mm（AF-S NIKKOR 58mm f/1.4G、ニコン）を使っています（図2-2-26）。フラッシュは、出先でコンセントがない場合にはSB-910（ニコン）を使います。また、コンセントがある場合にはモノブロックタイプのフラッシュや、さらに短いチャージタイムや多灯ライティングが必要な場合にはジェネレータータイプのフラッシュ（電源部と発光部が分離しているタイプ）を用います。また、トリミングをしない場合にはAPS-Cサイズのカメラでも問題ありません。

10. 口腔内撮影に必須のフラッシュを知ろう

執筆：岩崎智幸

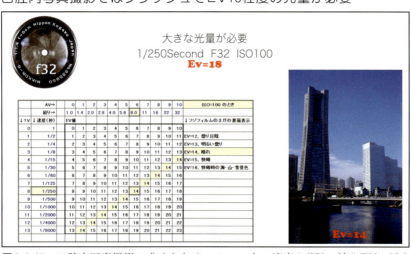

図2-2-27　口腔内写真撮影に求められる、シャッター速度1/250、絞りF32、ISO感度100という条件のEV値は18となります。快晴時の海、山、雪景色がおよそEV16といわれていますので、どれだけの光が必要かわかると思います。

口腔内に十分な量の光を届けるためにフラッシュは必須

　すべての映像は、光により作られます。肉眼にしても、写真や動画にしても、光が何かに当たって反射光となり、また何かに遮られて影ができます。ライティングとは、光と影を扱う写真の要となる技術です。時代とともに撮影機材が進歩して、照明機材がフラッシュ光から定常光（常時点灯している光源。LEDや写真用蛍光灯など）になろうとも、光の存在と役割は永遠に変わることはありません。

　自然光（環境光）とフラッシュ光ライティング（閃光）、そして定常光ライティング（通常の電球のように光り続ける照明光）のどれを用いるのか。ここにおいて、つねに一定の写真の仕上がりを求めるならば、色温度と光量が一定になるフラッシュもしくは定常光を選ぶことになります。一方で自然光は、照明機材が不要という手軽さはありますが天候や時間によって大きく変化してしまい、写真の仕上がりにバラつきが生じることが避けられません。

　しかし結局は、歯科の領域で口腔内を撮影する場合、一般的な定常光ライティングの光量では不充分で、も

第 2 章 これだけは揃えよう

ミックス光にならないように注意！

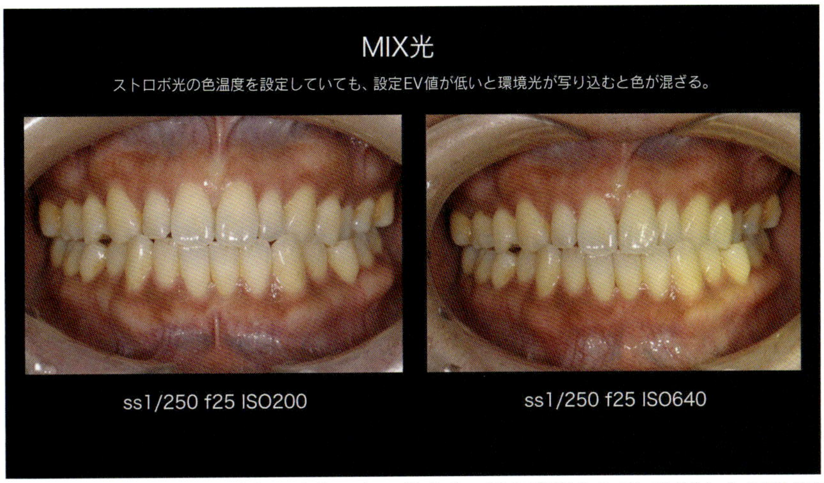

MIX光

ストロボ光の色温度を設定していても、設定EV値が低いと環境光が写り込むと色が混ざる。

ss1/250 f25 ISO200　　　　　　　ss1/250 f25 ISO640

図2-2-28　チェアのライトが当たった口腔内を、ISO感度を上げて撮影した写真（図中右）。

し十分なものを用意できたとしても機材が大型になり口腔内に照射することは難しくなってしまうため、やはりフラッシュ一択、ということになります。

フラッシュの光だけで写真を撮るには適切な設定が必要

なお、フラッシュ撮影であっても、自然光（環境光）をはるかに上回る光量でないとミックス光になってしまい規格性が損なわれてしまいます。そのため、他の項目でも触れられていますが、環境光の影響を避け

るためにシャッター速度はそのカメラの最高同調速度（1/200秒や1/250秒）、絞りは最大値（F32）、ISO感度は100といったように、フラッシュの光だけで撮影できる設定とします。この条件ですと、必要な光量はEV18（EV：露出値。ごく簡単にいうと明るさを示す数字）となりますが、この明るさはどの程度のものかというと快晴時の海、山、雪景色がおよそEV16といわれていますので、想像しやすいでしょう（図2-2-27）。この設定ならばミックス光になることはありませんが、それでも無影灯などが直接当たるような状況では注意が必要です（図2-2-28）。

11. リングフラッシュのメリット・デメリット　　執筆：岩崎智幸

臼歯部にまで光が届くのがリングフラッシュのメリット

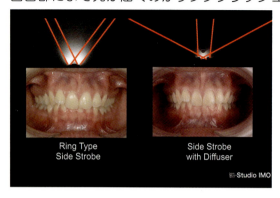

図2-2-29　リングフラッシュでの撮影例（図中左）と、ツインフラッシュでの撮影例（図中右）を示します。リングフラッシュのほうが、臼歯部にまで光が行き届いていることがわかります。

リング状サイドフラッシュとツインフラッシュの配光の違い

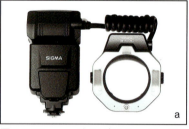
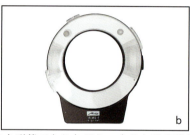
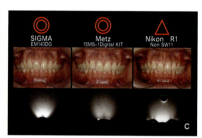

図2-2-30a〜c　リングフラッシュのような形態でありながら、小さな発光部が左右に2ヶ所ついているリング状サイドフラッシュ（ELECTRONIC FLASH MACRO EM-140 DG〔a、シグマ〕、MECABLITZ 15MS-1 digital〔b、Metz mecatech GmbH、ケンコー・トキナー〕）と、ツインフラッシュのニコンクローズアップスピードライトリモートキットR1（ニコン）の配光性の比較をcに示します。近接撮影時には、前の2者のほうが歯の表面性状を良くとらえています。

ムラのないライティングがリングフラッシュの最大のメリット

　リングフラッシュ、あるいはリング状サイドフラッシュのメリットは、口角鉤で開いた口腔内にフラッシュ光を奥まで行き届かせるために非常に有効なライティングであるという点です（図2-2-29）。フルサイズ機に100mm前後のマクロレンズを装着し、口腔内正面観を1：2倍で撮影してみますと、レンズ先端に近接した狭い発光面からまんべんなく被写体に光が当たるため、表面のテクスチャーは損なわれますがムラなく光が当たっていることがわかります。虚像（ミラー）撮影の咬合面観も、ケラレなく撮影できます。

　リングフラッシュとリング状サイドフラッシュの違いは、ハイライトの出かたがリング状になるか、線状になるかの違いがまず挙げられます。また、リング状サイドフラッシュでは等倍付近の高倍率撮影になると、ワーキングディスタンスが短いためフラッシュの発光面が被写体に近くなり、被写体からみると面積の広い発光面からサイドフラッシュ的に低い角度から入射するため、表面性状が適度に捉えられるようになります（図2-2-30）。リングフラッシュでは、こうしたメリットは期待できません。

12. ツインフラッシュのメリット・デメリット

執筆：岩崎智幸

低い撮影倍率時に前歯部の表面性状をとらえやすいのがツインフラッシュのメリット

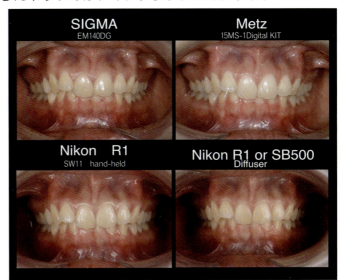

図2-2-31　上段の2枚がリング状サイドフラッシュによる撮影例、下段の左側がツインフラッシュによる撮影例、そして下段の右側がツインフラッシュにディフューザーを装着した撮影例です。ツインフラッシュでは臼歯部が暗くなるのが分かると思います。一方で、前歯部での反射は少なく、表面性状が読み取りやすい写真になっています。

a|b

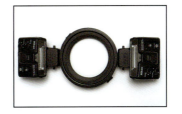 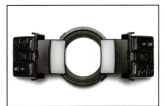

図2-2-32a、b　図2-2-31の下段2枚の撮影に用いたフラッシュを示します。aが図2-2-31の左下に、bが図2-2-31の右下に用いたセッティングです。

表面性状の記録に有利なツインフラッシュ

　ツインフラッシュでは、前記のリング状サイドフラッシュにくらべて発光面がレンズからやや離れた位置にあるため、さきほどと同じようにフルサイズ機に100mm前後のマクロレンズを装着し、口腔内正面観を1：2倍で撮影してみますと、フラッシュ光が口唇に遮られて臼歯部が暗くなってしまいます（図2-2-31、2-2-32）。口唇をどの程度排除できるかは個人差があるため、ツインフラッシュではつねにフラッシュの角度やワーキングディスタンスの調整を行わないと安定した露光を得ることは難しいです。ただし、被写体によってはフラッシュ光が奥まで行き届くこともあり、また届かない場合は1：3倍で撮影してトリミング、もしくはフルサイズ換算135mmのマクロレンズで撮影する（APS-Cサイズのカメラに90mmマクロレンズを装着）と長いワーキングディスタンスが確保でき、解決することもあります。ですが、その場合、まんべんなくライティングはできますが表面性状は写し取ることができません（リング状サイドフラッシュと似た特性になってしまいます）。また、等倍撮影時には、問題なくライティングでき、表面性状も損なわれることなく表現されます。ミラーを用いた咬合面観も正面観と同じことがいえます。

13. ディフューザーは必要？ 不要？

執筆：岩崎智幸

ディフューザーの効果をより高める「フェザリング」

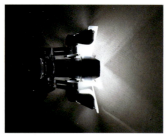

図2-2-33 ディフューザーの光軸をあえて被写体から避け、より柔らかな光とするのが「フェザリング」のテクニックです。

焦点距離が長いほどディフューザーは大きくする必要がある

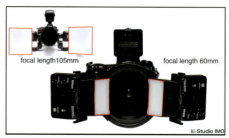

図2-2-34 レンズの焦点距離が長くなるとワーキングディスタンスが長くなるため、同じ効果を得るためにはディフューザーの面積を大きくする必要があります。

フラッシュのみを口元に近づけることで、面積の小さなディフューザーでも効果を得る方法

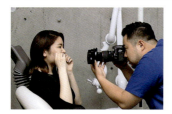 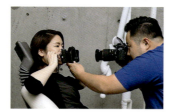

a | b

図2-2-35a、b 図2-2-34で示した現象を避けるために、ワイヤレスで使用できるフラッシュの場合はフラッシュだけを口元に近づけると(b)、ディフューザーの面積を大きくしたのと同じ効果を得ることができます。

均等なライティングには必要だが、大きすぎるとディテールを損なうことも

　ディフューザーには、光源の発光面を広くして指向性を弱め、被写体上の反射と影の差(露光比)を小さくすることにより、表面のテクスチャーやディテールを損なわないようにする効果があります。また一方で、被写体へのフラッシュの映り込み(ハイライト)の面積が広くなります。材料には、光量の低下が少なく、色温度への影響が少ない無彩色のものが用いられます。

　また、より効果を高めるために、「フェザリング」を利用することもあります。これは、ディフューザーの中心部にある、フラッシュの発光部を芯とした光のムラを避けるために、ディフューザーをあえて被写体に直接向けないテクニックです(図2-2-33)。これにより、ディフューザー周辺の柔らかな光を使うことができ、露光比を効果的にコントロールすることができます。また、いわゆるバウンサーから出る光は、このディフューザーから発せられる周辺部の柔らかい光に近似し、露光比をより小さくします。

　ディフューザーあるいはバウンサーの効果や必要性に関しては、露光比をどこまで小さくするかと、ワーキングディスタンスにより異なります。60mmなどの、焦点距離の短いマクロレンズの場合、被写体との距離が近いため小型のものでも十分に効果がありますが、100mm以上の焦点距離が長いレンズの場合は小型のものでは効果が得られません(図2-22-34、2-22-35)。反対に、あまりに大型化すると露光比が小さくなりすぎて明瞭度の低い写真になり、質感を損なってしまいます。個人的な感覚として、適正な露光比となるディフューザーのサイズは、60mmレンズでの撮影では6cm×4cm、同じく120(105)mmでは12cm×8cm程度だと思います。

COLUMN

Column 4	立ち会いをする歯科技工士から 歯科医師にお願いしたいこと

執筆：小田中康裕

日本の歯科技工士は、学術的には世界レベル。しかし生活レベルは……？

歯科医師は歯科技工士に対して立ち会いを望むことが多いですが、その拘束した歯科技工士の時間に対して対価を支払うことは非常に稀です。

最近とくに感じることは、日本は世界から見ても歯科技工先進国ですし、世界レベルで考えてもとくに審美歯科の領域においてはクールジャパンのひとつになっていると思います。しかし、日本の歯科技工士の生活、歯科技工所の成り立ちはいつまでも貧困のままです。筆者は20数年前、ヨーロッパでの技工料金、歯科技工士の生活、歯科技工士と歯科医師のコラボレーションを見て、ヨーロッパを目標にいつかはこのレベルに追いつきたいと思い日本で頑張ってきたつもりです。しかし、歯科医師と歯科技工士のコラボレーションという学術的な部分は世界に肩を並べられるレベルにまで追いついてきましたが、肝心の技工料金、歯科技工士の生活は置いてけぼりのままになっています。ある意味非常に日本らしいことではありますが、かといって日本の歯科医師が世界と比べて貧困というわけではありません。日本の歯科技工士の生活は、アジア近隣諸国の歯科技工士と比べても決して良いとは思えないですし、比べるだけ無駄で残念な思いをするだけです。日本の歯科医師の中には、歯科技工士の生活はこんなもので良い、それが当然だという考えが潜在的に存在します。これは、日本独特の保険診療が多くを占める歯科文化が原因という向きもありますが、ここではあくまでも立ち会いということで、審美歯科、自費技工の話題に絞ります。

旧東ドイツでの歯科技工士はスーパー店員と同じ位置づけ。しかしその料金は……！

1999年ごろ、筆者がドイツ・シュツットガルトで実習会を行った時の話です。そのクラスに東ドイツからの受講生がいて、ベルリンの壁があった当時の歯科事情を聞きました。当時の審美歯科用材料は加熱重合レジンであり、ポーセレンは使われていなかったということでした。また、当時の東ドイツでは仕事に階級づけがされており、歯科技工の仕事はスーパーのレジ打ちの階級と同じレベルのものだったということでした。そこで筆者は、次のような質問をしました。「ベルリンの壁が崩壊しておよそ10年ぐらい経ちますが、東ドイツの歯科技工事情はどうですか？」と。その答えは、「まだ西と東の技工料金の格差は大きく、われわれは大変です」とのことでした。ですが、その技工料金は当時の日本円で1本約24,000円であり、その当時の日本のメタルセラミックスの技工料の平均は12,000円でした。読者のみなさんは、この現実をどう捉えるでしょうか？　どうりで、日本の歯科技工士は貧乏なはずです。

歯科技工士の時間は有限で、有料であることをお忘れなく！！

そこで立ち会いの話題に戻りますが、歯科医師には「歯科技工士は立ち会いの時間、本来はラボで仕事ができる」「よって、その時間は有限・有料である」ことを意識していただきたいのです。より端的にいえば、シェードテイキングの立会いを無料のものとは思わないでいただきたいのです（筆者はその旨を歯科医師に伝えたところ、何度か仕事が切れたことがあります）。しかし、たとえばエアコンの調子が悪く、電気屋さんを呼んで様子を見てもらうときに、実際の修理を行わなくても来てもらうだけで1万円程度は請求されるものです。その上で、実際に修理をすればその1万円＋修理代を請求されるのが普通ではないでしょうか。日本人はお金のことをあまり口に出さないのを美徳とするところがありますが、それにつけ込んで、それを言わせないという上下関係が裏側にあるのも日本の文化なのです。

COLUMN

Column 5

回折現象とは？

執筆：岩崎智幸

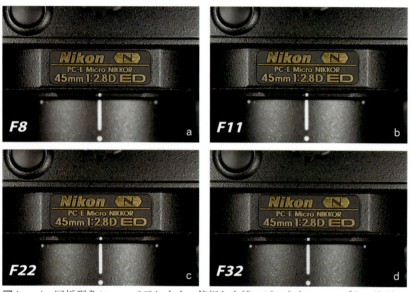

図1a〜d　回折現象について示します。銘板と白線のピントとシャープさに注目してください。カメラはD810、レンズはAI AF Micro-Nikkor 60mm f/2.8D、フラッシュはSB-R200を2灯（いずれもニコン）を用い、発光量と絞り値を変化させて撮影しています。その他ピクチャーコントロールや設定はすべて同じ条件です。F22とF32の間で、銘板のシャープさがわずかに損なわれて見えますが、被写界深度はF32のほうが有利です。

図2　本図の撮影条件を示します。銘板から白線までの距離は12mmです。

絞りすぎると生じる回折現象だが、口腔内写真では絞り込むメリットのほうが大きい

　回折現象とは、絞りを絞れば絞るほど、光の回折によって画質の鮮明さが失われ、コントラストが低下し全体にボケた画像になる現象で、小絞りボケともいいます。基本的に、レンズの描写力は種類にもよりますが、レンズの絞り値の中間値のF8から11前後がもっとも高いといわれています。ですが、等倍撮影のようにきわめて近接して撮影する場合には極端に被写界深度が浅くなるため、絞り込まざるを得ません。回折現象を起こさないように絞りを開いて撮影すると、必要とする被写体の情報が記録できないことになります。

　風景など広い範囲を撮影する場合は、被写体のすべてを記録するように被写界深度を深い状態（パンフォーカス）にすることは容易ですが、口腔内撮影のように1/2倍、等倍撮影など、狭い範囲を画面いっぱいに撮影する場合は、パンフォーカスにすることは困難を極めます。等倍撮影となるとレンズやセンサーサイズにもよりますが最大絞り値にしても被写界深度は1〜2cm程度と非常に浅いです。とくに等倍に近い高倍率撮影をする場合は、被写界深度を優先的に考え、絞り値を上げて撮影します。コントラストやシャープネスはカメラの画像エンジンで多少補うことができても、ボケた像はどうしても回復させることはできません。資料としてより多くの情報を残す場合は回折現象より被写界深度を優先することが求められます。

　図1、2をごらんいただければ、回折現象が画質に大した影響がないことがご理解いただけると思います。被写界深度が深くなる条件では、絞り値を必要以上に上げるとデメリットの回折現象が起こるので、それ以上の絞り値にはしませんが、被写界深度が浅くなる高倍率撮影時には、被写界深度を優先的に考えます。これが、極意かと思います。

COLUMN

Column ❻	実効F値・公称F値と露出低下の関係
	執筆：岩崎智幸

接写時に、表示される絞り値がどんどん大きくなるのはなぜ？

ニコンユーザーの読者で、お使いのマクロレンズの最大F値が32のはずなのに、絞りのダイヤルを回すとF値が32を超えて、36、40、45、51、57……と上がっていく現象に疑問をもった方はいないでしょうか。また、こちらは少数だと思いますが、キヤノンユーザーの方でマニュアル発光するストロボを装着して、等倍などの近接撮影をした場合、入射光式露出計で適正露出を測定しているのに写真がアンダーになることに疑問をもった方はいないでしょうか。

これらの疑問は、近接撮影時に「公称F値」と「実効F値」のどちらを優先して表しているかが原因となります。前者は、レンズの中の絞り羽根の開き具合で、後者は近接撮影時に考えなければならない公称F値との「差」の部分です。以下に説明します。

近接撮影時には、ピントを合わせるためにレンズを繰り出すため撮像素子に届く光の量が減ってしまいます。レンズを懐中電灯、被写体を壁に見立てて考えてみましょう。壁に当たっている光は、懐中電灯が近いときは強いですが離れていくにしたがって弱まりま

す。つまり、レンズを繰り出せば（レンズの前玉が前に行き、光学構造が長くなれば）画素素子に届く光が弱まるということです。よって、マニュアル露出で接写するときには、撮影倍率に合わせて露出を調整する必要があります。レンズを透過する光の量は同じですが、近接撮影時はレンズが像面から離れることになり、その分広い範囲に光が拡散するため、像面では単位面積あたりの受光量が減る（写真が暗くなる）ことになります。

このときの露出倍数は、撮影距離によって決まってきます。それを加味して、ニコンのカメラでは近接撮影時に実効F値を表示してきます。先述のF45やF51といった数字は、その結果です。実際の絞り羽根はF32の位置にありますが、実際に撮像素子に届く光はそれより暗いということを示しているのです。この、暗くなる部分をシャッター速度やISO感度で補正するアイディアも考えられますが、シャッター速度が勝手に遅くなっては手ブレの原因になり、なおかつフラッシュ撮影のときにはフラッシュの光量が支配的になるためにあまり意味がないでしょう。また同様に、ISO感度が勝手に上がりますと、画質が低下してしまいますのでこちらもおすすめはできま

せん。そのため、補正のためにF値が選ばれるのは必然です。実際に暗くなる分を、F値を上げたようにして表すのです。

一方、キヤノンをはじめとした他メーカーは公称F値で表します。ですので、適正露出を得るためには露出倍数で調整する必要があります。ですが、TTL対応のフラッシュを用いれば露出倍数が加味された発光量が得られるため、撮影者が設定をすることはなくなります。マニュアル発光で、入射光式露出計で露出を測定している場合は露出倍数による調整が必要となります。

このように、露出決定に有効なニコンの実効F値の表記ですが、欠点は実際のF値がわからなくなることです。この解決方法としては諸説ありますが、シンプルな方法として、レンズをマニュアルフォーカスに設定してピントリングを右に最後まで回し、無限遠（AF-Sレンズは無限遠を超える）に合わせた時に（フローティングフォーカスレンズならもっとも全長が短いとき）にF値を決めれば大丈夫です。そうすれば、撮影倍率を上げてF51といった表示になっていっても、実際のF値は無限遠で確認したものなので迷いがなくなります。

第3章 最低限必要なカメラの知識

1. 適正露出を知ろう

執筆：岩崎智幸

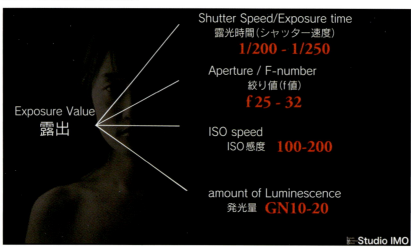

図2-3-1　露出とは、「シャッター速度」「絞り値(F値)」および「ISO感度」によって決定づけられる、撮像素子に届く光の量(＝写真の明るさ)のことです(図中の赤い文字の3行目まで)。また、歯科の写真撮影ではフラッシュが必須ですので、フラッシュの発光量もかかわってきます(図中の赤い文字のいちばん下)。

ごく簡単にいえば、「露出＝写真の明るさ」

　露出(Exposure)とは写真の明るさを意味する言葉で、純粋に写真の明るさだと思っていただいて結構です(図2-3-1～2-3-3)。カメラ本体にあるシャッターが開き、レンズの絞りを介して入ってきた光の量です。ですから、露出を決める因子はシャッターが開いている時間である「露光時間」(以下、シャッター速度)と絞り値(F値、Fナンバーともよばれます)の組み合わせです(ISO感度については後述します)。同じ光の量に対するシャッター速度と絞り値の組み合わせは複数ありますので、これをEV値(Exposure Value)として表すこともあります。

　さて、シャッター速度とは、シャッターが開いている時間のことです。シャッター速度を速くすると、シャッターが開いている時間が短くなるため、光が撮像素子に当たる時間が短くなります。光が撮像素子に当たる時間が短いと、暗い写真になります。反対にシャッター速度を遅くすると、光が撮像素子に当たる時間が長くなり、明るい写真になります。

　また、絞り値とは、レンズに内蔵された多角形の「絞り羽根」の開きぐあいのことです。絞り値を大きくすると絞り羽根の開口部が狭くなり、撮像素子上に写る

その場の光量をシャッター速度と絞り値に変換して表示する「露出計」

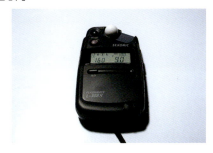

図2-3-2　口腔内撮影では使うのが難しいですが、入射光式露出計という装置があります。これは、その場にある光を光球で受け止め、その量に応じたシャッター速度と絞り値に変換して表示するものです（もちろんISO感度も設定でき、それに応じてシャッター速度と絞り値が表示されます）。通常のカメラにも露出計は内蔵されていますが、これはレンズを通してカメラに入射した光を測定する反射光式露出計とよばれるものです（Column 8参照）。どちらにも一長一短があります。

シャッター速度と絞り値の組み合わせによる露出の変化

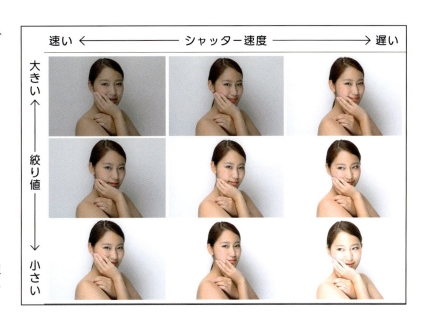

図2-3-3　シャッター速度と絞り値の組み合わせによる露出の変化について示します。

像が暗くなり、写真も暗くなります。逆に絞り値を小さくすると、絞り羽根が大きく開き、撮像素子上に写る像が明るくなり、明るい写真になります。

そして最終的に、ISO感度という露出を決めるための重要な要素があります。デジタルカメラになる以前は使用するフィルムによりISO感度が決まっていました。現在のデジタルカメラでは、カメラ本体の設定により変更します。このISO感度とはフィルムあるいは撮像素子が光を捉える能力を表す値です。デジタルカメラは、撮像素子に当たった光を電気信号に変えて処理します。ISO感度を上げることは、電気信号を増幅することです。ISO感度を2倍にすると信号強度は2倍になります。ISO感度を2倍にすると、撮像素子に当たる光の量が半分でも適正露出になります。

つまり、ISO感度をISO100からISO200に上げると、同じ絞り値（F値）であれば2倍速いシャッター速度で撮影できます。ISO200からISO400に上げた場合も同様です。

暗い室内などではシャッター速度が遅く、手ブレや被写体ブレが発生してしまうことがあります。しかしISO感度を上げれば、シャッター速度を速くしてブレを抑えることができます。「暗いシーンでISO感度を上げるとよい」といわれるのはこのためです。

2. 被写界深度を知ろう

執筆：岩崎智幸

被写界深度が決まる条件は……？

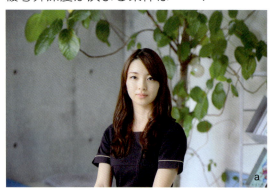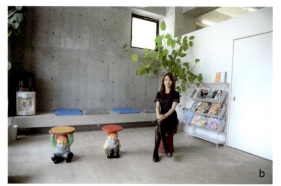

図2-3-4a、b　同じ絞り値（F2.8）で、ズームレンズの105mm相当（AF-S NIKKOR 70-200mm f/2.8E FL ED VR）で撮影した写真（a）と、同じくズームレンズの24mm相当（AF-S NIKKOR 24-70mm f/2.8E ED VR）で撮影した例（b）を示します。レンズの焦点距離が短いほど（＝望遠レンズより広角レンズのほうが）被写界深度は深くなります。また、同じレンズでも撮影距離が遠いほど被写界深度は深くなります。なお、使用したカメラは、フルサイズ機のD810（ニコン）で、ピクチャーコントロール：SD、ホワイトバランス：4,600KでM-GをMに＋0.5、シャッター速度：1/125、絞り値：F2.8、ISO：AUTOで撮影しました。

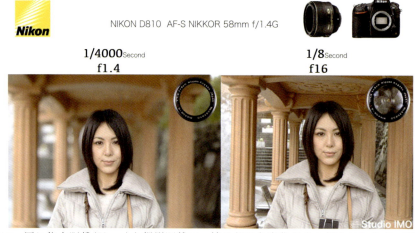

図2-3-5　同じ焦点距離（58mm）と撮影距離で、絞りだけを変化させた例を示します。図中左がF1.4、図中右がF16です。同じ条件なら絞り値を大きくするほうが被写界深度が得られることがわかります。

ピントの合う深さ＝被写界深度

被写界深度（Depth of field）とは、ピントを合わせた部分の前後のピントが合っているように見える範囲のことです。

被写界深度は絞り値（F値）、レンズの焦点距離、撮影距離（ワーキングディスタンス、被写体とカメラの間の距離）で決まります（図2-3-4、2-3-5）。

レンズの絞り値が小さくなるほど、被写界深度は浅くなり、大きくなるほど被写界深度は深くなります。また、同じ絞り値であっても、レンズの焦点距離が長くなるほど、被写界深度は浅くなり、短かくなるほど

第 3 章 最低限必要なカメラの知識

口腔内写真における被写界深度

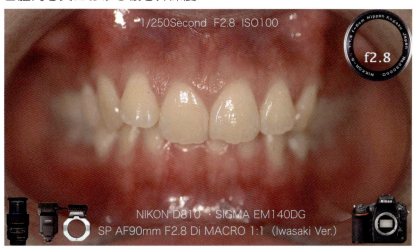

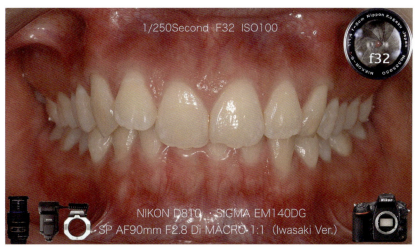

図2-3-6a、b　同じ焦点距離(90mm)と撮影倍率で、絞りを変化させた口腔内写真を示します。口腔内写真では、比較的焦点距離の長いレンズを使い、非常に撮影距離が短い撮影を行うため、被写界深度が浅くなる条件が揃っています。よって、絞りは最大値にすることが求められます。

被写界深度は深くなります。そして、撮影距離(被写体とカメラの間の距離)が短くなるほど被写界深度は浅くなり、撮影距離が長くなるほど被写界深度は深くなります。

歯科領域において、口腔内や模型の近接拡大撮影は、上記の条件から見てもわかるように、被写界深度が非常に浅くなるという宿命をもっています。よって、変えることのできる唯一の要素である絞り値を最大値(最小の絞り)にしなくてはなりません(図2-3-6)。

3．撮影倍率と被写界深度の関係を知ろう

執筆：岩崎智幸

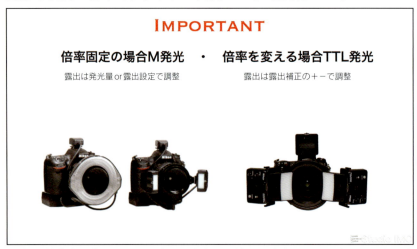

図2-3-7　撮影倍率を固定し、それに応じた発光量と絞りが決定できる場合にはM（マニュアル）発光で良いですが、倍率をさまざまに変えながら撮影する場合には、被写体からの反射光に応じて発光量を自動的に調整するTTL発光のほうが利便性は高いと考えています。ただし、TTL発光は被写体の反射率によって露出にばらつきが出ますので、撮影結果を見ながら露出補正を行っていく必要があります。そのため、つねにM発光しか使わず、露出はISO感度や絞り（被写界深度を大きく損なわない範囲で）で調整するユーザーも多いかと思います。

撮影倍率の定義は？

　この内容については別のパートでも記しましたが、撮影倍率を語る上で必要なので詳しく記します。
　レンズの焦点距離とピント位置を固定し、被写体となる歯牙と記録面（フィルム面あるいはデジタルセンサー面）との距離をつねに一定に保って撮影し、定められた倍率で記録することを規格写真と定義付けしました。そして、ここで用いる倍率の基準は、フィルムあるいは撮像素子上に結像した像が被写体と同じサイズになるときを等倍（1：1）とします。すなわち、35mm判フィルムあるいはフルサイズの撮像素子（36×24mm）を用いる場合、同じ36mm×24mmの広さを写すことになります。また同様に、1/2倍撮影（1：2）とは、写したいものがフィルムあるいは撮像素子上で実際の大きさの半分になることになりますので、72×48mmの広さを写すことになります。この倍率は、口腔内を記録する場合に適しており、多用されるため馴染みがあると思います。

撮影倍率が変化すればフラッシュの当たり方が変わる

　さて、倍率を変えることで変化するのは、撮影する広さだけではありません。カメラがフラッシュの反射光を測定して自動的に露出を調整してくれるTTL測光を使っていればさほど変わらないですが、TTL測

第3章 最低限必要なカメラの知識

高い撮影倍率では被写界深度の確保が困難になる

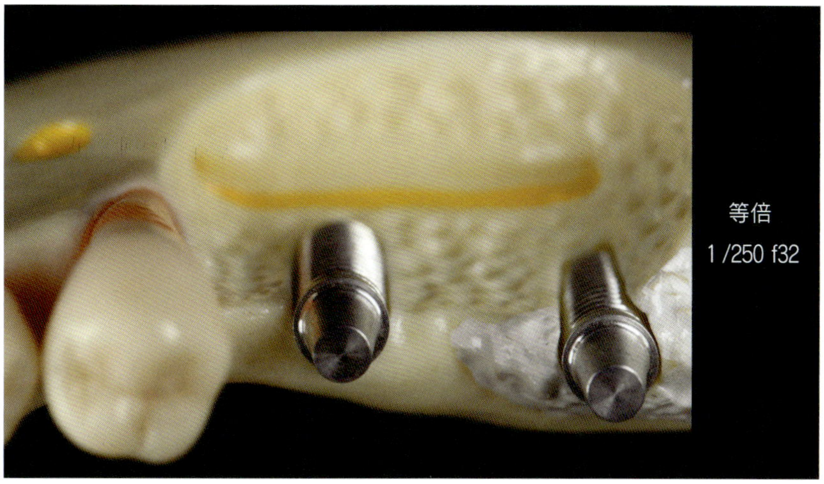

等倍
1/250 f32

図2-3-8　105mmのマクロレンズを用い、フルサイズの一眼レフカメラで限界まで近接して撮影した模型上のインプラントアナログを示します。絞りは最大値ですが、ほとんど先端部にしかピントは合っていません。そこで……(次ページ図2-3-9、2-3-10参照)

光ではなくマニュアル発光としている場合には、たとえば1/2倍撮影時に適正露出になるように設定していたとすると、等倍などの高倍率撮影になればワーキングディスタンスが短くなるために明るくなり、1/3倍などの低倍率撮影になれば、長くなるので暗くなります（図2-3-7）。

撮影倍率が変化すれば被写界深度も変わる

　結果、目安としてはAPS-Cサイズのカメラには90mm前後、フルサイズのカメラには120mm前後のレンズが規格撮影する場合には向いています。現在、

120mmのマクロレンズはラインナップされていないので、100mm前後のものを選択することとなります。

　なお、深い被写界深度を得るためには、センサーサイズの小さい本体を選ぶ以外にも方法があります。それは、フルサイズセンサー機で撮影しておき、その後画像をトリミングする方法です（図2-3-8〜2-3-10）。トリミングとは、撮影した画像の周囲を切り取って、必要な部分だけを抜き出すことで、編集ソフトによっては「切り抜き」などとよばれることもあります。また、編集ソフトによってはトリミングの縦横比を指定できるため、写真のもともとの比率を損なわずトリミングすることが可能です。これにより、APS-Cサイズのカメラで撮影した場合と同じ効果を得るというわけです。従来のデジタルカメラは画素数が現在よりも少な

第2部 準備編─シェードテイキングその前に……これだけは知っておこう

撮影倍率を低くして被写界深度を確保

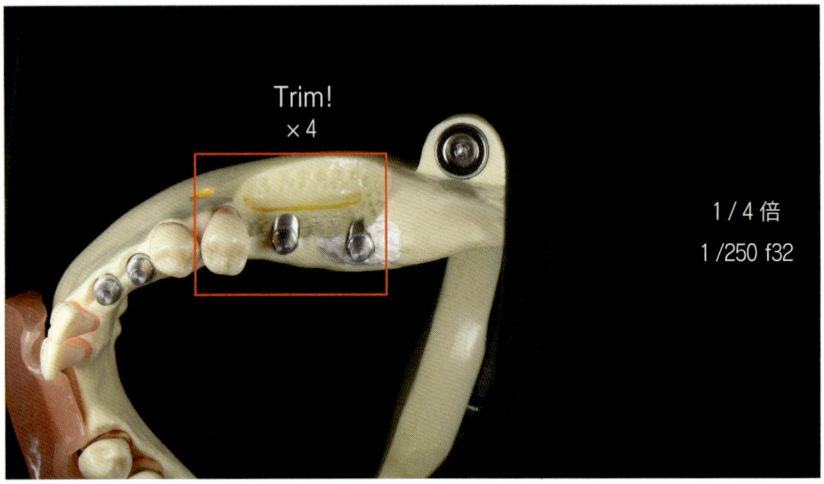

図2-3-9 ……（図2-3-8より続く）同じ被写体を、今度は撮影倍率1/4倍で、絞り値を変えずに撮影し、図中の赤枠の範囲でトリミングしていきます。

く、トリミングすると大きく画質を損ないましたが、現在では高画素数のカメラを購入すればトリミングしても大きく画質が崩れることはありません。しかし、画質を決める要素はセンサーだけではなく、レンズの性能にも左右されるため注意が必要です。画面の一部だけを使おうとすればするほど、レンズの描写力の影響が強くなります。どんなに高解像度な画像が得られるレンズであったとしても、大きなトリミング操作の繰り返しは酷な状況になります。センサーの解像度が高ければ高いほど、トリミング後の画質が良いというわけではありません。これから先、より高画素数のカメラが登場してくることが予想されますが、先にレンズの解像度の限界が訪れるからです。筆者としては、レンズの解像度からみても、デジタルカメラはフルサイズセンサー搭載の、3,000万画素程度の機種で充分だと思います。雑誌の紙面に見開き掲載するにも、1/3程度のトリミングなら耐えられます。

　そして最後にお願いしたいのは、すべての撮影をト

第 3 章 最低限必要なカメラの知識

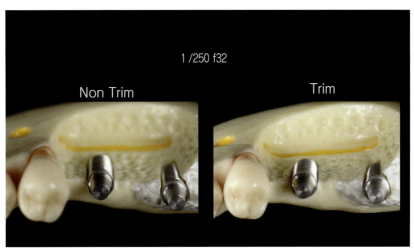

図2-3-10　図2-3-8と同じ写真(図中左)と、図2-3-9の赤枠の範囲からトリミングして得た画像の比較です。トリミングした写真は撮影倍率が低かったため被写界深度が確保されており、海綿骨にまでピントが合っています。

リミングを前提に行わないようにしていただきたい、ということです。そうなってしまうと、本来の撮影技術の向上に繋がらないためです。トリミングは、あくまでも被写界深度を稼ぐための手段のひとつとして考えていただきたいです。正確に規格倍率を揃えるには画像編集ソフトが必要となり、時間も要します。たとえば、レンズの光軸方向に40mmの被写界深度が必要で、なおかつ撮影範囲が横幅36mm、すなわち等倍で撮影したいというような場合は、絞りを最大に絞って もトリミングを用いないと撮影不可能ですが、1/3や1/4倍といった撮影倍率で、模型や咬合器など、比較的広いエリアを撮影する場合には被写界深度は深くなりやすいため、トリミングの必要はありません。つねに考えておきたいことは、どこまでの被写界深度が必要でどのエリアの写真を撮りたいのか、それはどのようにすれば撮れるのか、ということです。この積み重ねが撮影技術向上に繋がると思います。

4-1. カメラのセッティングを知ろう〈絞りとシャッター速度〉

執筆：岩崎智幸

シャッター速度は動きをコントロールする

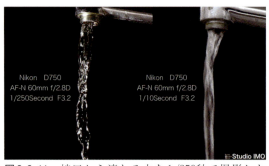

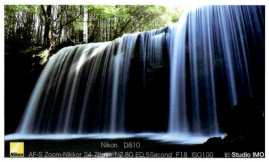

図2-3-11　蛇口から流れる水を1/250秒で撮影したもの（図中左）と、1/10秒で撮影したもの（図中右）。シャッタースピードは早いほうが動きを止めることがわかります。

図2-3-12　滝の写真です。5秒間シャッターを開くことで、滝の流れを強調しました。

絞りは被写界深度をコントロールする

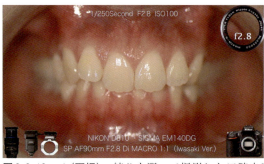

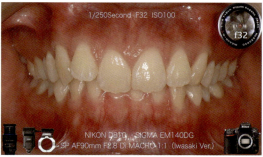

図2-3-13a、b（再掲）　絞りを開いて撮影した口腔内写真と、絞り値を大きく（絞って）撮影した口腔内写真。このように、絞りは被写界深度をコントロールします。

a｜b

シャッターが開いている時間がシャッター速度

　シャッター速度とは、シャッターが開いて、レンズを通った光にフィルムもしくは撮像素子が晒されている時間のことです。同じ意味の用語としては、シャッタースピードや露光時間、あるいはTv（Time value）といったものがあります。露光時間という表現がもっとも適切かもしれません。

　シャッター速度を速くすると、シャッターが開いている時間が短くなるため、光が撮像素子に当たる時間が短くなります。光が撮像素子に当たる時間が短いと、暗い写真になります。反対にシャッター速度を遅くすると、光が撮像素子に当たる時間が長くなり、明るい写真になります。

　また、シャッター速度が遅い（露光時間が長い）ほど、または、レンズの焦点距離が長いほど、写真にブレが生じやすくなります。ブレには撮影者の手ぶれによるカメラブレと、被写体がブレることによる被写体ぶれがあります。

第 3 章 最低限必要なカメラの知識

以上が一般的なシャッター速度の定義ですが、歯科における口腔内撮影は、フラッシュを用いたライティング撮影です。ここでは、ミックス光の回避とシャッターの仕組みを理解しておく必要があります。ミックス光の回避とは、フラッシュ以外の環境光を写し込まないことです。そのためには、環境光をはるかに越えた光量を瞬間的に発するフラッシュの光だけを利用した撮影が求められます。よって、シャッター速度を高速にしたいのですが、ここにも制限があります。それは、市販されているデジタル一眼レフカメラは、フォーカルプレーンシャッターを採用しているということです。フォーカルプレーンシャッターとは、2枚の幕が撮像素子の前を高速でスライドする形式のシャッターで、シャッター速度はこの2枚の幕の間隔をコントロールすることで決まります。フラッシュは、この2枚の幕の1枚めが完全に開き、2枚めが走り出す前の瞬間に光らなければなりませんが、ここでシャッターの性能の差が出てきます。すなわち、幕を走らせる速さ（幕速といいます）が速いほど、フラッシュと同調できるシャッター速度が速くなるのです。その速度は、1/200秒から1/250秒の場合が多いです（機種によって異なります）。これ以上のシャッター速度でフラッシュを使用すると、幕が干渉して画面にムラが出てしまいます。この限界を超えるために、フラッシュの発光時間を長くしてシャッター幕が全開でなくても撮影できる機構（FP発光、などとよばれます）もありますが、発光量が少なくなること、またシャッター速度を上げるほど露出が下がる（暗くなる）ため、歯科の写真撮影にはまず使われません。ですから、フラッシュ撮影のときのシャッター速度は1/200秒や1/250秒と覚えておけば良いでしょう。一方、レンズシャッターという形式のシャッターならば全速度でフラッシュと同調できますが、レンズシャッターは高速シャッターを不得意としており、ほぼ最速1/500秒です。

レンズ内の絞り羽根の開きぐあいが絞り

絞り値とは、レンズに内蔵された多角形の「絞り羽根」の開きぐあいのことです。絞り値を大きくすると絞り羽根の開口部が狭くなり、撮像素子上に写る像が暗くなり、写真も暗くなります。逆に絞り値を小さくすると、絞り羽根の開口部が広くなり、撮像素子上に写る像が明るくなり、写真も明るくなります。また、明るさだけではなく、開口量が大きくなると撮像素子に対して前後的にピントの合う幅が狭まります。そして開口量が小さくなると撮像素子に対して前後的にピントの合う幅が広くなります（これを被写界深度とよびます）。この開口部の開閉具合を数値化したものを「F値」とよびます。同じ意味の用語としては、絞り値、あるいはAv（Aperture value）といったものがありますが、いずれにしても開口量が大きいと数値が少なく、開口量が少ないと数値が大きくなります。わかりにくいので、簡単な覚え方として、被写体までの距離が同じ時に、F値はピントの深さと、光の抵抗と覚えると良いと思います。F値が小さいと撮像素子に対して前後的にピントの合う幅が狭くなり、写真は明るくなります。逆に、F値が大きいと撮像素子に対して前後的にピントの合う幅が広くなり、写真が暗くなります。しかし、歯科の写真ではF22〜32程度の大きな絞り値で、被写界深度を優先させることが一般的です。

なお、レンズの種類によって設定できる絞り値は異なりますが、一般的に普及しているマクロレンズではF2.8〜32の製品が多いです。

4-2. カメラのセッティングを知ろう〈フラッシュの位置・角度・出力〉 執筆：岩崎智幸

審美写真撮影時の設定例

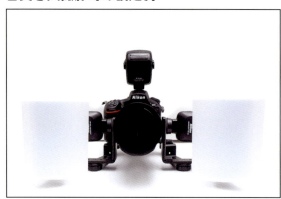

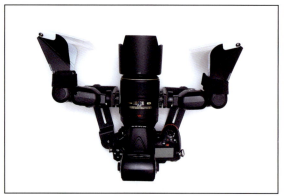

$\frac{a}{b}$

図2-3-14a、b 審美写真撮影時の設定例を示します。口腔内のように、限られたエリアに照射する場合は、内向きにすることで、中央の減光を防ぎます。

規格写真撮影時のフラッシュの位置・角度・出力

規格写真撮影時には、レンズ先端にリング状のサイドフラッシュをマウントします。リング状のサイドフラッシュなので角度は固定、発光部が水平になるようにリングの位置を決めます。
出力は、ガイドナンバー14のフラッシュ使用時は、発光量1/4で
①1/2倍撮影時：シャッター速度：1/250／F値：F25／ISO感度：100
②等倍撮影時：シャッター速度1/250／F値：F32／ISO感度：100
で適正露出になります（もちろん、使用するカメラやフラッシュによって変化しますのでテスト撮影は必須です）。

審美写真撮影時（シェードテイキング時のテクスチャー、表面性状、内部構造撮影）のフラッシュの位置・角度・出力

レンズ先端に、ツインフラッシュをマウントします（図2-3-14）。被写体に対し小型ディフューザーの発光面が向くように角度を設定、発光部が水平になるよう

フェザリングも活用してみよう

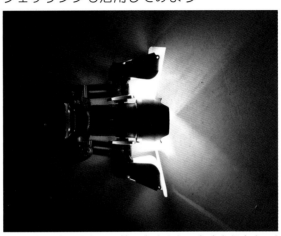

図2-3-15(再掲)　被写体に対し発光面が外に向くように角度を設定すると、フェザリングライティングとなり柔らかい光になって反射と影の差(露光比)が小さくなり、柔らかい表現となりますが、効果が強すぎると表面性状やテクスチャーが均一化されてしまい、歯牙や歯肉が本来もっている質感が損なわれてしまいます。

に位置を決めて撮影すると、サイドフラッシュの特性によって、表面の質感が表現されます。発光量はTTL測光による自動調光で自動的に変動します。

また、被写体に対し発光面が外に向くように角度を設定すると、フェザリングライティングとなり柔らかい光になって反射と影の差(露光比)が小さくなり、柔らかい表現となりますが(図2-3-15)、効果が強すぎると表面性状やテクスチャーが均一化されてしまい、歯牙や歯肉が本来もっている質感が損なわれてしまいます。これはバウンサーを用いた時の効果に近似します。また、発光面を外側に向けると直射する光が不足し、それを補うためにフラッシュがフル発光しても適正露出にならず露出アンダーになってしまう場合があるため注意が必要です。

4-3. カメラのセッティングを知ろう〈ISO感度〉　執筆：岩崎智幸

ISO感度と画質（ノイズ）の関係

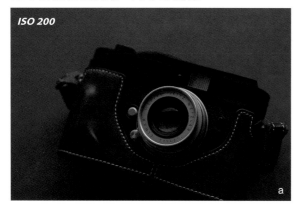

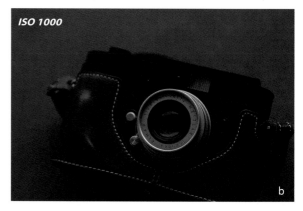

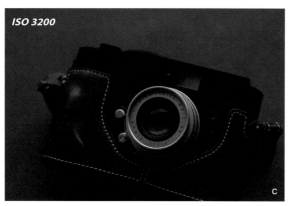

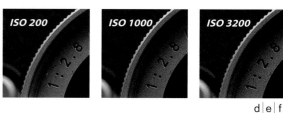

図2-3-16a〜f　2009年発売のAPS-Cフォーマット機・D300S（ニコン）による各感度での撮影例。

カメラの「光に対する感じやすさ」がISO感度

　デジタルカメラは撮像素子に当たった光を電気信号に変えて情報を記録します。その光の量(露出)は、前述したシャッター速度と絞り値で決まります。その量は決まっているので、それを増幅させる機能があります。それが、ISO感度を上げるということです。ISO感度を上げることは、電気信号を増幅し、暗かった写真を明るくすることになります。ISO感度を2倍にすると電気信号は2倍になります。と同時に、撮像素子に当たる光の量が半分で適正露出になります。

　つまり、ISO感度をISO100からISO200に上げると、同じ絞り値(F値)であれば2倍速いシャッタースピードで撮影できます。ISO200からISO400に上げた場合も同様です。たとえば、暗い室内などではシャッタースピードが遅く、手ブレや被写体ブレが発生してしまうことがあります。しかしISO感度を上げれば、シャッタースピードを速くしてブレを抑えることができます。「暗いシーンでISO感度を上げるとよい」といわれるのはこのためです。ISO感度は撮影者が決めることもできますし、カメラが自動的に決めるようにするこ

第 3 章 最低限必要なカメラの知識

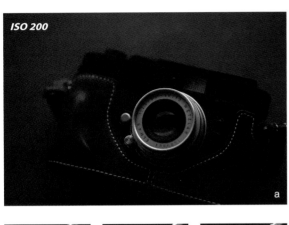

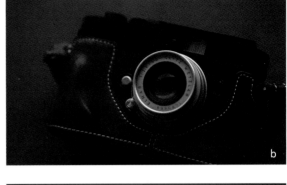

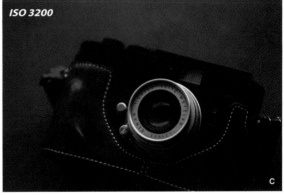

図2-3-17a〜f　2014年発売のフルサイズ機・D750(ニコン)による各感度での撮影例。図2-3-16にくらべ、カメラの設計年次とフォーマットの違いから高感度時の画質は向上しているが、感度が低いほうがノイズが少なく高画質が得られる。

ともできます(感度Auto機能)。

　しかし、暗いシーンや絞りを大きく絞っている場合、ISO感度を上げればまったく問題ない、ということはありません。もともと光の量が少ないのに情報を増幅させているので、感度を上げれば上げるほど写真がザラザラと粒状感がある、ノイズの多い写真となります。

　この現象はカメラの機種によって大きかったり小さかったりさまざまです。センサーの大きさや、画像エンジンの性能がこれを左右します。ですが、変わらずいえることは、感度を上げれば上げるほどノイズは大きくなります。そして、カメラによってISO感度の最

低値が100、200と異なります。いずれにしても、カメラで設定できるいちばん低いISO感度にすることが最高の画質を得るための方法です。

　なお、注意が必要なのは、ISO感度を最低値より下げることができる機能をもつカメラの場合です。最低感度200のカメラに、拡張感度としてISO100や50が設定できる場合がありますが、この場合かえって画質が低下するので使用しないほうが賢明です。機種による違いも含めて、写真で示します(図2-3-16、2-3-17)

91

4-4. カメラのセッティングを知ろう〈ホワイトバランス〉　執筆：岩崎智幸

フィルムカメラでは、使用するフィルムとフィルターでホワイトバランスを決定していた

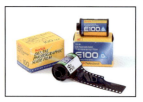

図2-3-18　デジタルカメラになる前のフィルムカメラでは、使用するフィルムの種類と、レンズに装着するフィルターで調整されていました。

ホワイトバランスの微調整

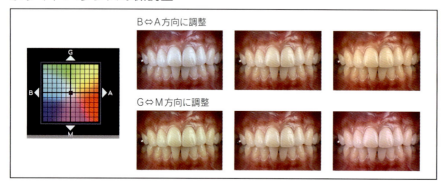

図2-3-19　ホワイトバランスを、カメラ固有の「フラッシュ」にした上で、ユーザーの環境に応じてホワイトバランスの微調整を行うことができます。

ホワイトバランスとは？

　ホワイトバランスとはデジタルカメラで行う設定のひとつで、被写体に当たる光の種類に応じて変わる色味を調整して、白いものを白に近い色に仕上げる機能です。これは、デジタルカメラになる前のフィルムカメラでは、使用するフィルムの種類と、レンズに装着するフィルターで調整されていました（図2-3-18）。

　被写体には、太陽光や電球の光、蛍光灯の光などさまざまな種類の光が当たります。肉眼では錯覚が起こり、どの光も同じように無色透明に感じますが、実は光の種類によって色が着いています。この光の色は、ケルビン（K）という単位を用いて表されます。デジタルカメラの撮像素子はこの光の色の違いをそのまま出力するため、何もしなければ光の種類によって写真全体に色が着いてしまいます。口腔内撮影でも、個々のフラッシュ独自の色が反映されます。フラッシュ光の色には、メーカーや機種によって個体差があるためです。機種によっては、「このフラッシュの色温度は5,800Kです」などと公表している場合もありますが、それでも多少個体差があります。

ホワイトバランスの設定方法

　設定方法は、いくつかあります。まずは、カメラが光源の色を判断してある程度色を合わせてくれるオート設定。機種により多少誤差はありますが、目まぐるしく変わる環境光下では基本的にはオートが無難です。

　次に、光源を設定する光源別選択があります。白熱電球・蛍光灯・太陽光・曇り・日陰・フラッシュ・マニュアルなど、メーカーによって名称は異なりますが、おおよそこのような表記がされています。撮影する状況により設定しますが、この色温度の設定もメーカーや機種によって異なります。また、上述したオート設定でフラッシュを装着して発光すると、ほとんどのカメラがフラッシュの設定になります。なお、これらの

18％反射板を使用する場合も

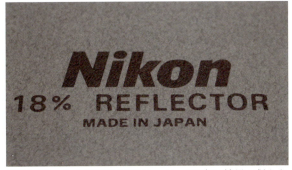

図2-3-20　カメラ固有の「フラッシュ」で良い結果が得られない場合などには、反射光の基準となる18％グレーカードを撮影しカメラ本体内で測定し、これをホワイトバランスの基準にします。

光源の色温度を測定してカメラに入力

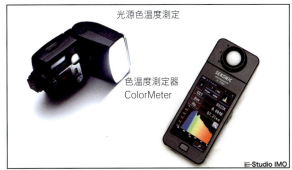

図2-3-21　フラッシュの色温度をカラーメーター（図中右、C-700〔セコニック〕）で直接測定して得られた色温度をカメラに入力する方法もあります。この方法はもっとも正確ですが、カメラ自体が数値入力に対応する高級機である必要があり、またカラーメーターも高価です。

設定はユーザーが補正することもできます。図2-3-19に示すようなメニュー画面に表示されるマトリックス（縦軸がグリーン〔G〕～マゼンタ〔M〕、横軸がブルー〔B〕～アンバー〔A〕内）の中にある点を動かして行うことができます（図2-3-19）。

さらに、レンズを介して取り込まれた光源をカメラに判断させ、それを記憶させるプリセット設定という方法があります。これは、オート（ストロボ設定）で良好な結果が得られなかった場合に利用します。手順としてはまず、撮影を行う光源下で、反射光の基準となる18％グレーカードを撮影しカメラ本体内で測定します（図2-3-20）。TTL測光と同じで、レンズを通ってきた光を判断するため、レンズによる色温度の変化にも対応できる反面、反射光の測定になるため、反射面に少しでも彩度がある場合や、反射率によって大きく左右されます。とくにフラッシュの測定となると、平面にまんべんなく露光されているのか、18％の反射率でレンズに入射しているかなど、不安要素は拭いきれません。機種により精度の誤差も多少あります。

最後に、上位機種限定となりますが、色温度を直接設定できる色温度設定機能も用意されています。色温度設定ができれば個体差はなくなります。もっとも正確な方法ですが、この設定ができる機種とできない機種があるのが難点です。2,500～10,000Kの範囲で、10K単位で設定できる機種もあります。中級機には単位が200Kや400Kなど、不均一に大まかに変わるものもあります。また、この設定方法は正確なのですが、光源の色温度を測定する高価なカラーメーターが必要になることと、入射光による測定になるため、レンズに装着したフィルターや、レンズコーティングの変色などによる、レンズを通過した際に起きる多少の色温度の変化には対応できません。しかし、信憑性はもっとも高い方法です（図2-3-21）。

4-5. カメラのセッティングを知ろう〈ピクチャーコントロール・ピクチャースタイル〉　　執筆：岩崎智幸

メーカーが考える、シーン別の色やコントラストで仕上げる機能

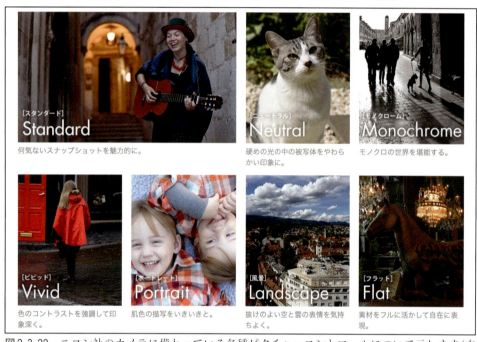

図2-3-22　ニコン社のカメラに備わっている各種ピクチャーコントロールについて示します（本図はニコン社資料より引用）。一般的な用途には役立ちますが、歯科では選択に注意が必要です。

さまざまな用途に向けた写真を作り出すピクチャーコントロール

　リバーサルフィルムを用いて撮影していた時代には、どのフィルムを用いるかで、ホワイトバランスも写真の仕上がりも決まっていました。この写真の「仕上がり」とは、露出やホワイトバランス以外のコントラストや彩度、色調などをさします。

　一方、デジタルカメラではフィルムを交換する代わりに、「ピクチャーコントロール」あるいは「ピクチャースタイル」（以下、ピクチャーコントロールに統一）といった機能によって仕上がりを決定します。メニュー項目はメーカーによってさまざまですが、スタンダード・ニュートラル・ビビッド・モノクローム・ポートレート・風景・忠実再現・フラットなどの項目があります（図2-3-22、2-3-23）。今回はニコン社のカメラにおけるピクチャーコントロールを例に挙げて解説します（以下、説明文はニコン社資料より引用）。

1）スタンダード
　被写体の輪郭の強さ、コントラスト、明るさ、色の濃さ、色合いなどがバランスよく調整された標準的な画づくり。さまざまなシーンで多くの方が好ましいと感じる仕上がりになります。ほぼすべての用途に使えるオールマイティーなピクチャーコントロールです。

2）ニュートラル
　被写体の豊かな階調や自然な色合いを再現できま

第3章 最低限必要なカメラの知識

各種ピクチャースタイルで撮影した口腔内写真

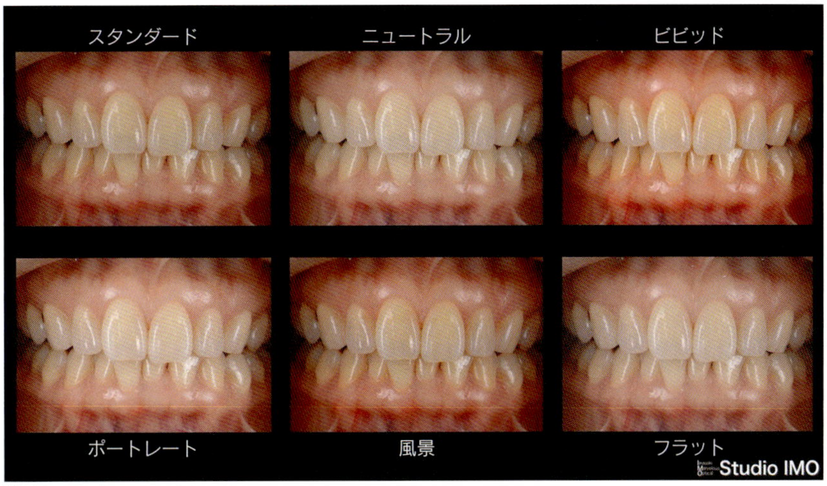

スタンダード　ニュートラル　ビビッド

ポートレート　風景　フラット

Studio IMO

図2-3-23　図2-3-22に示した各種のスタイルで口腔内写真を撮影してみた結果です。
ニュートラルが、特定の色が強調されない自然な仕上がりになっていると思います。

す。スタンダードより控えめな演出で、被写体の色合いや階調を忠実に再現します。編集用の素材にも適していますが、撮影したままでもしっとりした優しい雰囲気の画づくりとなっており、表現意図によっては撮影後に調整・加工を加えなくてもそのまま使用できます。

3）フラット

演出を最低限に抑えた素材性重視のピクチャーコントロールです。仕上がりはニュートラルよりもさらにコントラストが低く、そのままでは全体にメリハリがない印象。しかし、撮影後に調整・加工を加えても、白とびや黒つぶれ、色飽和が起こりにくく、明暗、色ともに階調性豊かに表現できます。ハイライトから

シャドーまで豊富な情報をもっているので、撮影後の画像調整を前提として撮影する方にもおすすめです。

4）ポートレート

人物の肌を滑らかな階調で透明感高く描写します。人肌以外の部分は［スタンダード］に近い描写を行いますが、全体的に柔らかい印象の仕上がりになります。人物撮影だけでなく、表現意図に合わせて、風景や建物などさまざまな被写体を柔らかなトーンに仕上げることができます。

5）風景

主に空の青さや、草木の緑のある自然風景を深みのある鮮やかさで表現したいときや、街並みを含む多様

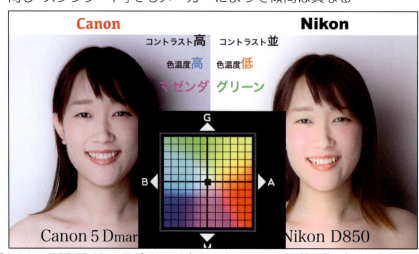

図2-3-24　EOS 5D Mark Ⅲ（キヤノン）とD850（ニコン）で同じ被写体を撮影した結果を示します。

な景観を質感高く表現したいときに適しています。仕上がりは、やや硬調な印象。表現意図によって、人物などさまざまな被写体に使用できます。

6）モノクローム

白黒やセピアなど、単色の濃淡で表現した画像になります。

色調・彩度・明度の情報がシビアに必要とされるシェードテイキングにおいては、情報量の多いフラットで撮影して画像調整を行うか、ニュートラルで撮影すると良好な情報が得ることができそうですが、実際にどのような光源下で歯牙とシェードガイドを評価しているかを考えた場合、ラボサイドの卓上の蛍光灯や、不均一な環境光である場合が多いものです。一方で撮影時はフラッシュの光源なので、露光の仕方は異なり

ます。ラボサイドで見たシェードガイドと画像内のシェードガイドを評価し、まったく同じに見える100点満点の画像を得たい場合、微々たる調整は必要になるかもしれません。なぜなら、撮影時に忠実な再現がなされていても、作業エリアの光源が忠実再現できるライティングかは別問題になってくるからです。

調整なしで自然な印象を受けるのはニュートラルなのですが、若干ハイキーなイメージを受けるのでピクチャーコントロール内にある詳細設定の「明るさ」を一段下げると良いでしょう。これはあくまでも、今使っているカメラで撮影した場合のデータです。ピクチャーコントロールの大きな落とし穴は、機種や年代によって、同じスタンダードやニュートラルでも異なる写真になることが多々あるため注意が必要です。同じニコンのカメラでも、ここまで違うのかと思うほど異なります。

「スタンダード」からの微調整も可能

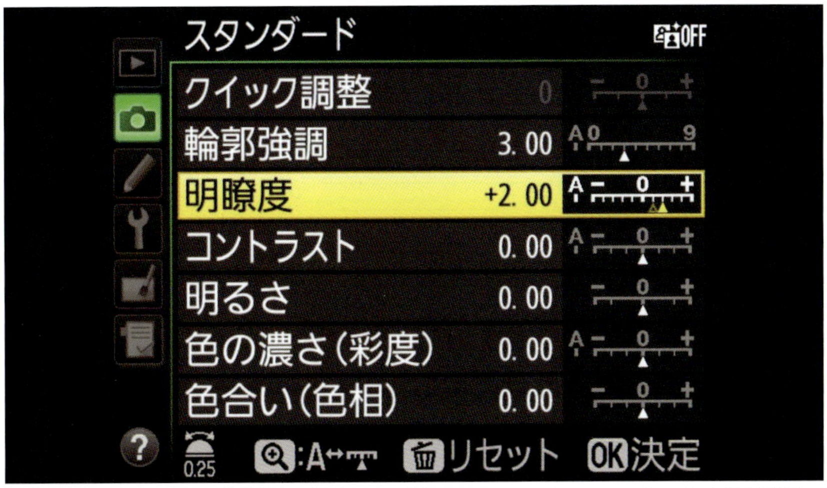

スタンダード　　　　　　　　　　OFF

クイック調整	0	− 0 +
輪郭強調	3.00	A 0 9
明瞭度	+2.00	A − 0 +
コントラスト	0.00	− 0 +
明るさ	0.00	− 0 +
色の濃さ（彩度）	0.00	A − 0 +
色合い（色相）	0.00	− 0 +

0.25　　🔍:A↔⊤　　🗑リセット　　OK決定

図2-3-25　ニュートラルを選択した上で、ピクチャーコントロール内にある詳細設定で微調整することをお勧めします。

ニコンのカメラなら「ニュートラル」がおすすめ

　筆者はピクチャーコントロールの内容がこのように頻繁に変わることに疑問をもち、某大手カメラメーカーに尋ねたことがあります。すると答えは、「私たちの考える、スタンダードの基準は時代や流行により変化しています。その時にもっともスタンダードだと考える写真の仕上がりになるよう研究しています」とのことでした。これは、どのメーカーにしても同様のことがいえます（図2-3-24）。ここがデジタルカメラの設定において大きな難所となります。ホワイトバランスや露出は明確な値が出せても、ピクチャーコントロールは何を設定したら良いのか、明確な答えは出せないからです。

　ただひとついえることは、ニュートラルは時代による変化を受けにくいということです。よって、ニュートラルを選択した上でピクチャーコントロール内にある詳細設定で微調整することをお勧めします（図2-3-25）。詳細設定の内容は大体、輪郭強調（＋−でシャープネス調整）、コントラスト（＋−で明暗差の調整）、明るさ（＋側にすると、白とびを抑えつつより明るめにでき、−側にするとハイライトにコントラストを与えて、中間調を暗くすることができます）、彩度（＋−で色の濃淡を調整）、色相（＋側にすると黄色みが増し、−側にすると赤みが増します）です。明瞭度（シャドー側とハイライト側の階調をできるだけ保持した感じの状態で画像をくっきりさせる）が最近追加されていますが、調整が必要なことも少なく難しいので基準値のまま用い、他を調整し納得の行く結果を出します。

4-6. カメラのセッティングを知ろう〈筆者のおすすめ設定〉

執筆：岩崎智幸

口腔内規格写真撮影用のシステム

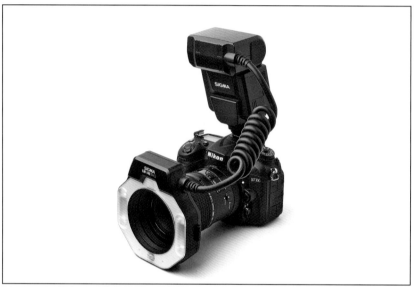

図2-3-26　筆者が口腔内規格写真撮影（シェードテイキング）時に使用しているシステムを示します。

口腔内規格写真撮影（シェードテイキング）時

1）APS-C機の場合

①レンズとフラッシュ（図2-3-26）

レンズ・SP AF90mm F/2.8 Di MACRO 1：1（タムロン）

リング状サイドフラッシュ・EM140 DG（シグマ）

このタムロンのレンズは、軽量で、なおかつフローティングフォーカスでレンズ鏡胴に倍率を記しやすいため使用しています（図2-2-21、参照）。他にも、ニコンのAF-S105mm f/2.8G-IF ED VRも使用したりしますが、フルサイズ換算の100mm程度のマクロレンズでしたらメーカー問わず使用しています。

②フラッシュ発光モード

規格倍率固定（たとえば、つねに1/2倍でしか撮影しない）の場合マニュアル発光（発光量は倍率によって変動しますが、ここでは1/4）

③1/2倍前後撮影時の露出設定

シャッター速度：1/250／絞り値：F25／ISO感度：100（or 200）

④等倍前後撮影時の露出設定

シャッター速度：1/250／絞り値：F32／ISO感度：100（or 200）

この設定で、1/2倍と等倍撮影の2パターンのみを撮影する場合にはフラッシュの発光量は1/4に固定したまま、F値の変更のみで撮影が可能です（もちろん、ここに示したものと異なるフラッシュを使ったり、焦点距離が異なるフラッシュを使ったりした場合には設定が変わりますのでご注意ください）。

また、さまざまな倍率で撮影する場合（1回の撮影で1/2倍、1/1.2倍、等倍など複数の倍率を撮影）する場合にはTTL自動調光にすると便利です。

第3章 最低限必要なカメラの知識

審美写真撮影用のシステム①

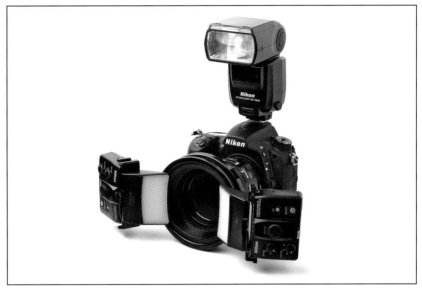

図2-3-27a　筆者が審美写真撮影時（シェードテイキング時のテクスチャーや表面性状の撮影）時に使用している、フルサイズ機でのシステムを示します。

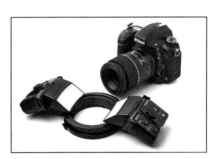

図2-3-27b　90mmや105mmのマクロレンズの場合フラッシュにディフューザー、もしくはR1を手持ちもしくはブラケットで前方にマウントします。

審美写真撮影時（シェードテイキング時のテクスチャーや表面性状の撮影）

1）フルサイズ機（ニコン）の場合

①レンズとフラッシュ（図2-3-27）

レンズ・AF-S VR Micro-Nikkor 105mm f/2.8G IF-ED、AI AF Micro-Nikkor 60mm f/2.8D（いずれもニコン）

ツインフラッシュ・ニコンクローズアップスピードライトリモートキット R1（ニコン、本機を単体で使用できるのはフラッシュ内蔵の機種のみのため、D850、D500、D5、D4系のカメラでは別途ワイヤレススピードライトコマンダー SU-800が必要）

②フラッシュ発光モード

TTLオートで、必要に応じ露出補正

③露出設定

シャッター速度：1/250／絞り値：F32／ISO感度：100（or 200）

なお、90mmや105mmのマクロレンズの場合フラッシュにディフューザー、もしくはR1を手持ちもしくはブラケットで前方にマウントします（大型、重量化しますがパースペクティブ〔遠近感〕が誇張されない撮影が可能）。また、60mmマクロレンズの場合はレンズ先端にR1をマウントし、トリミングを前提として撮影し

99

第2部 準備編—シェードテイキングその前に……これだけは知っておこう

審美写真撮影用のシステム②

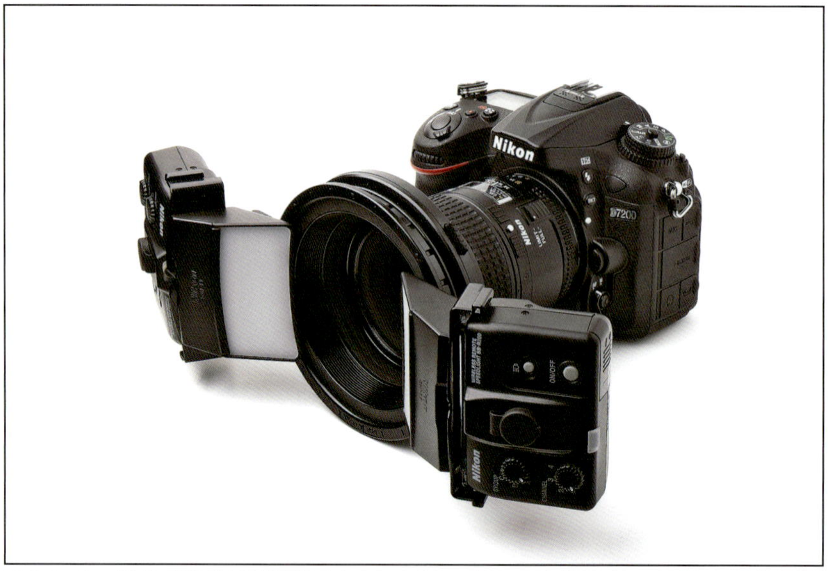

図2-3-28　筆者が審美写真撮影時（シェードテイキング時のテクスチャーや表面性状の撮影）時に使用している、APS-C機でのシステムを示します。

ます（小型、軽量化しますが、パースペクティブ〔遠近感〕が強くなり、接写しすぎると前歯が大きく見えたりします）。

２）APS-Cサイズ機（ニコン）の場合
①レンズとフラッシュ（図2-3-28）
レンズ・AI AF Micro-Nikkor 60mm f/2.8D
ツインフラッシュ・ニコンクローズアップスピードライトリモートキット R1
②フラッシュ発光モード
TTLオートで、必要に応じ露出補正
③露出設定
シャッター速度：1/250／絞り値：F32／ISO感度：100（or 200）
この設定では、レンズ先端にR1をマウントします。

システムは小型・軽量となり、同じ60mmレンズでもフルサイズ機よりワーキングディスタンスが長くなるため遠近感も誇張されません。フラッシュから被写体までの距離や角度による光の特性をさまざまなワーキングディスタンスで撮影したいため、TTL自動調光で露出補正を施しながら撮影します。

顔貌撮影時

①カメラ（図2-3-29a）
D850（ニコン）
②レンズとフラッシュ（図2-3-29、2-3-30）
レンズ・AF-S NIKKOR 24-70mm f/2.8G ED／AF-S NIKKOR 58mm f/1.4G（いずれもニコン）

顔貌写真撮影用のシステム

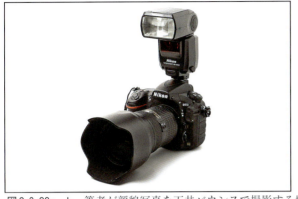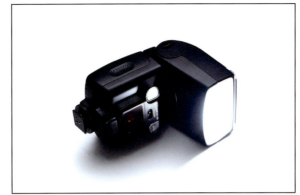

図2-3-29a、b　筆者が顔貌写真を天井バウンスで撮影する場合のシステムを示します。bに示すフラッシュは、SB-26(ニコン)です。口腔内撮影用とは別に、こうしたクリップオン型のフラッシュも持っておくとよいでしょう。　　　　　a|b

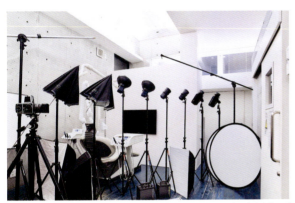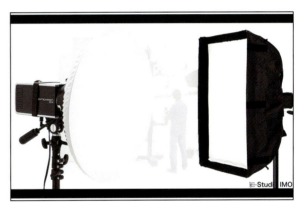

図2-3-30a、b　本格的な顔貌写真撮影にはスタジオ用の大型ストロボや、ロケ用のモノブロックストロボを使用することもあります。　　　　　　　　　　　　　　　　　　　　　　　　　　　　　　　　　　　　　　　a|b

　フラッシュ・SB-800、SB-26(ニコン)／CBb-24x／CSb-1200T(いずれもコメット。発光部はCB-25h)／SYNCHRON-04(コメット)

③**フラッシュ発光モード：**

　TTLオートで、必要に応じ露出補正。ただし、大型ストロボはTTLが使用できないため入射光式露出計で測定してマニュアルで設定

④**露出設定：**

　シャッター速度：1/160(大型フラッシュ使用時は1/60が推奨されますが、シャッター幕によるケラレが生じない程度に高速にしています)／絞り値：F11〜16／ISO感度：100

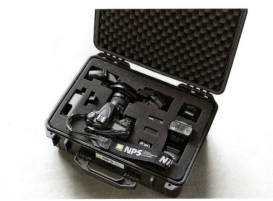

図2-3-30c　筆者が立ち会い(出張)用に使用している、機動性の良いコンパクトセット。顔貌用と審美用にクリップオンストロボとツインフラッシュ、そして60mmマクロレンズ1本をセットにしたものです。

第2部 準備編―シェードテイキングその前に……これだけは知っておこう

5.「歯科専用カメラ」とはどんなものか？

執筆：瓜坂達也

歯科専用カメラ「アイスペシャルC-III」

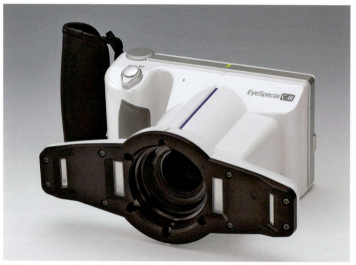

図2-3-31　シリーズの5代目「アイスペシャルC-III」(松風)。8種類のモード(標準モード・オペモード・ミラーモード・顔貌モード・低反射モード・ホワイトニングモード・テレマクロモード・シェード抽出モード)から目的に応じて選択するだけで、だれでも臨床に必要な写真を撮影することができます。

無駄を省いて、だれもが臨床に必要な写真を安定して撮影可能

　口腔内撮影に用いる機材には、市販のデジタル一眼レフカメラやミラーレス一眼カメラにマクロレンズとフラッシュを装着してマクロ撮影ができる状態にセッティングしたものや、コンパクトカメラにクローズアップレンズを装着したもの、さらにはスマートフォンのカメラにLEDライトとクローズアップレンズを装着できるシステムもあります。こうした種類がある中で、口腔内撮影にもっとも理想的なものは一眼レフカメラであると言えるでしょう。

　一眼レフカメラはプロカメラマンも使用するためにさまざまな設定がその場で簡単に変更できるのですが、逆にその自由度のためにかえって設定に悩んでしまうこともあります。一眼レフカメラを使いこなす上では口腔内という特殊な環境を正確に記録するための知識やテクニックが必要になり、慣れていない人にはハードルが高く感じてしまうかもしれません。

　また、コンパクトカメラやスマートフォンのカメラは気軽に撮影できることから臨床に活用されている方も多いと思います。顔貌を撮影するにはとても重宝しますが、マクロ撮影になると、露出のコントロールの難しさやパースペクティブの誇張(前歯部ほど大きく写ってしまう、など)の問題があり、また歯牙の色調や質感の撮影には特殊な知識やテクニックが必要になってきます。

　どのような機種を選択しても、「カメラは情報を記

標準モードの画像

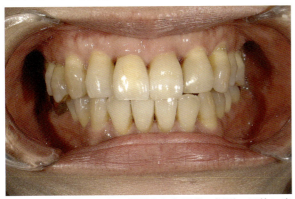

図2-3-32　標準モードで撮影された画像。撮影の目的に応じたシャッタースピード・F値・ISO感度・ホワイトバランスなどがカメラ側で設定してあり、撮影距離に合わせてフラッシュの光量を自動で調整する「FM調光」が備わっているために、安定した露出で撮影が行えます。

シェード抽出モードの画像

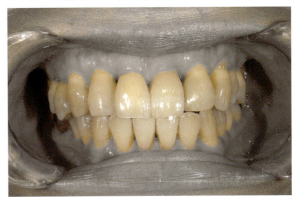

図2-3-33　シェード抽出モードで撮影された画像。シェード抽出モードでは、歯牙以外の色がモノクロに変換された画像を得ることができます。これによって、口腔粘膜や歯肉の色に影響されていない歯の色のみを確認することができます。

録する装置」には違いありません。ですから、撮影知識をもっている人であればその装置や周辺器材を駆使して必要な画像を得ることができると思いますが、歯科に携わるすべての人がそのような知識をもち合わせているわけではないというのが現実です。

そこで、歯科技工士の山本　眞氏(M.YAMAMOTO CERAMIST'S INC.)が、臨床現場でだれでも簡単に活用できるカメラとして、歯科専用カメラ「アイスペシャル」シリーズを株式会社松風と共同で開発されました。現在では5代目の「アイスペシャルC-Ⅲ」が発売されています(図2-3-31〜2-3-33)。本機は、撮影の目的に応じたシャッタースピード・F値・ISO感度・ホワイトバランスなどがカメラ側で最初から設定してあり、撮影距離に合わせてフラッシュの光量を自動で調整す

る「FM調光」(口腔内の反射率に左右されない、本機に特有の機構)が備わっていますので安定した露出で撮影が行えます。使用時には、8種類のモード(標準モード・オペモード・ミラーモード・顔貌モード・低反射モード・ホワイトニングモード・テレマクロモード・シェード抽出モード)から目的に応じて選択するだけで、だれでも臨床に必要な画像を得ることができます。重量も約590g(付属品類を除く)ととても軽く、力が弱い方でも重さが気になることはありません。

こうした、無駄を省いて臨床に必要な要件に特化したデジタルカメラが「歯科専用カメラ」とよばれるものです。

6．ミラーレス一眼カメラとは？

執筆：伊藤竜馬

一般的な一眼レフカメラの構造

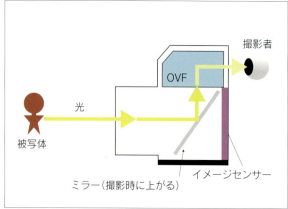

図2-3-34　一般的な一眼レフカメラの構造。ミラーに反射した景色を、光学式ファインダー（Optical View Finder、OVF）を通して見ることになります。

一般的なミラーレス一眼カメラの構造

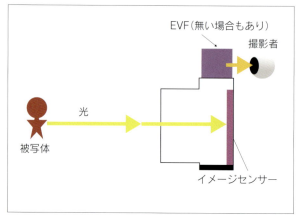

図2-3-35　一般的なミラーレス一眼カメラの構造。イメージセンサーに直接映った景色を、電子式ファインダー（Electronic View Finder、EVF）または背面液晶を通して見ることになります。

ミラーレス一眼カメラのメリット／デメリットは？

　ミラーレス一眼カメラとは、従来のミラーを使用した一眼レフレックス（一眼レフ）カメラのようにミラーから光学式ファインダー（以下、OVF）に入った光を見て撮影するのではなく（図2-3-34）、ミラーを排し、イメージセンサーに直接光を写し、そのイメージセンサーに取り込んだ画像を電子的にエレクトリックビューファインダー（以下、EVF）または背面液晶に映し、それを見ながら撮影する機種のことです（図2-3-35）。

　ミラーレスといっても、古くからコンパクトデジタルカメラやネオ一眼などであった技術の応用なのですが、レンズ交換式のカメラをパナソニックが初めて発売し（図2-3-36）、そこからさまざまなメーカーからミラーレス一眼カメラが発売されました。

　初号機から10年と、デジタル一眼レフと比較して歴史は浅く、応答速度、オートフォーカス（以下AF）、EVFの見え方などで以前は一眼レフに及ばない部分が多かったのですが、技術の進歩によりさまざまな問題が解決され、現在では一眼レフとほとんど変わらない使用感・画質・機能で撮影でき、またEVFを活かしたピント拡大やミラーボックスがないことによる小型化など、メリットも多く存在します。

　世界初のフルサイズミラーレス一眼カメラもソニーから発売され（図2-3-37）、画質も従来型のデジタル一眼レフと肩を並べるまでになり、現在ではさまざまなレンズ、フラッシュも発売されていて、今後ミラーレス一眼の技術はさらに伸びていくものと思われます。

　では、右ページでミラーレス一眼カメラのメリット・デメリットを見てみましょう。

世界初のミラーレス一眼カメラ

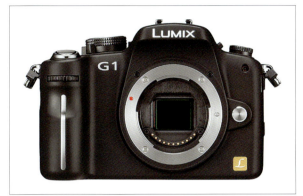

図2-3-36　世界初のミラーレス一眼カメラとして、2008年にパナソニックから発売された「DMC-G1」。それまでの一眼レフの大きい、重い、というイメージを払拭しました（本図はパナソニック社資料から引用）。

世界初のフルサイズミラーレス一眼カメラ

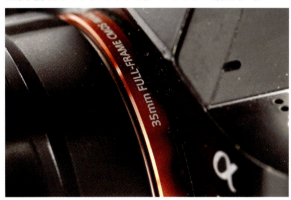

図2-3-37　世界初のフルサイズミラーレス一眼カメラ・α7（ソニー）。この機種を皮切りに、さまざまな用途のフルサイズミラーレス一眼カメラが同社より販売されています。

ミラーレス一眼カメラの主なメリット

①ミラーボックスがなく、フランジバック（レンズのマウント面から撮像センサーまでの距離）が短いため小型軽量な機種が多く、またアダプターを使用して異なるマウントのメーカーのレンズを使用することができる。
②ミラー開閉によるミラーショックがない（低速シャッター時に有利）。
③EVFによるピント拡大をしながらMF（マニュアルフォーカス）でピント合わせができる。
④EVFで撮影後の結果に近い画像を見ながら撮影ができる。
⑤EVFと同じ機能、同じ速さのオートフォーカスを背面液晶でも使用することができる。

ミラーレス一眼カメラの主なデメリット

①一眼レフと比較し歴史が浅いため、純正品では選べるレンズ、フラッシュの種類が少ない。
②OVFではなくEVFを搭載しているため、実際に見ている景色とのタイムラグがある。
③現状、フルサイズセンサーを搭載している機種は少ない（国内メーカーでは1社。一方、一眼レフの国内メーカーでは4社〔2018年4月現在〕）。
④電源を入れているかぎり、つねにEVFまたは背面液晶がオンになっているため、バッテリー消費が一眼レフよりも大きい。

　以上より、自分がどの要素を優先したいのか、たとえば小型軽量やEVFに魅力を感じるならミラーレス一眼カメラ、光学ファインダーで撮りたい、または市場にあるさまざまなレンズやカメラの中から選びたいのであれば一眼レフ、というように決めていけば良いのではないでしょうか。

7.「フルサイズ」「APS-C」「フォーサーズ」とはどんなものか？　執筆：岩崎智幸

各種フォーマットのカメラの例

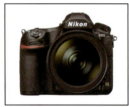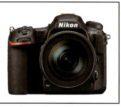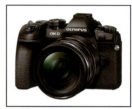

a|b|c

図2-3-38a～c　各種フォーマットのカメラの例を示します。フルサイズ機・D850（a、ニコン）、APS-C機・D500（b、ニコン）、フォーサーズ機・OM-D E-M1 Mark II（c、オリンパス）です（本図は各メーカー資料より引用）。

フルサイズ機とは？

　フルサイズ機（図2-3-38a）の特徴は、ここで示す中ではもっとも大きな（36mm×24mm）撮像素子を搭載している点です。多くの情報を取り込むことができるため、画質が良い点がメリットです。同じ画素数であっても、撮像素子が大きいほうが高画質になります。

　ですが条件として、フルサイズ機でより高画質な画像を得るには、レンズもフルサイズ対応のものを選ぶことが基本となります。APS-Cサイズ機向けの18～55mmのズームレンズの20mm後半付近や、APS-Cサイズ機用であってもフルサイズで撮影できてしまうレンズもありますが、画面の隅が暗くなったり、大きな収差（被写体にはないボケや歪み、着色）を起こしたりします。フルサイズ機であっても、撮像素子の真ん中だけを使ってAPS-C機として使用できる機種もありますが、それではAPS-C機を使っているのと同じになってしまいます。なお、規格写真を撮影する場合は35mmフィルムと同じサイズのセンサーを搭載していますので、倍率の計算が不要です。

APS-C機とは？

　APS-Cサイズ機（図2-3-38b）は、フルサイズの次に大きなサイズ（約23.4mm×16.7mm）の撮像素子を搭載しています。フルサイズ機にくらべると画質では劣りますが、比較的価格がリーズナブルで、機種によっては軽量コンパクトになります。また対応するレンズの

第 3 章 最低限必要なカメラの知識

各種フォーマットにおける画面サイズ

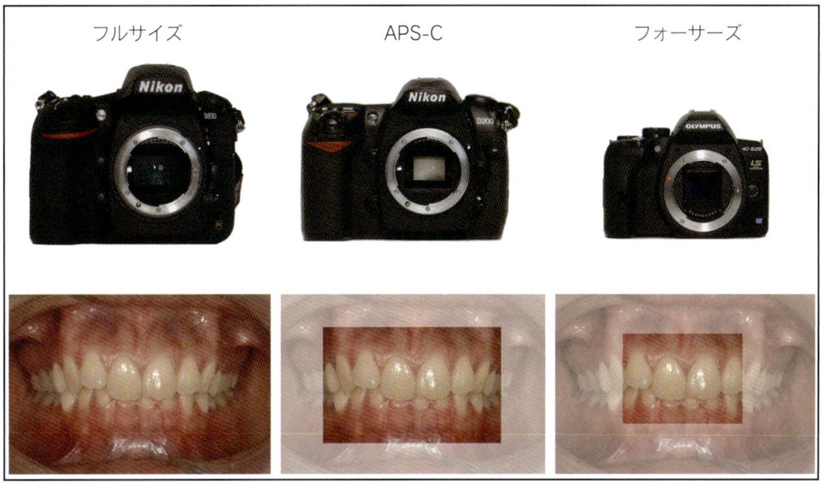

図2-3-39(再掲)　3種類のフォーマットのカメラに、同じレンズを装着して同じ距離で撮影したイメージを示します。

種類が多いところもメリットです。APS-C機はフルサイズ向けのレンズも装着できるほか、APS-C専用設計のさまざまな種類のレンズに対応します。

　規格写真を撮影する場合、APS-Cサイズ機の撮像素子はフルサイズ機の1/1.5や1/1.6倍の大きさですので、フルサイズ換算の倍率の分母に、センサーの大きさの分母をかけて算出します（1/1.5倍のセンサーのカメラで規格写真の1/2倍を撮影したい場合には、ピントリングの倍率表示を1/3倍の部分に合わせることで1/2倍で撮影できます）。

フォーサーズ機とは？

　フォーサーズ機（図2-3-38c）は、ここに挙げた3種

の中でもっとも小さい（約17.3mm×13mm）規格の撮像素子を搭載しており、コンパクトなボディのカメラが多いです。またボディだけでなくレンズも小さく設計しやすい特徴があります。画質や操作性においては劣りますが、軽量コンパクトを優先するとメリットがあります。フルサイズ機やAPS-C機のアスペクト比が35mmフィルムと同じ3：2であるのに対し、フォーサーズ機は4：3です。規格写真を撮影する場合、縦の範囲を優先すると写る範囲が狭くなり、横の範囲を優先すると写る範囲が広くなります。正確な規格写真を撮るには適しません。ほとんどの機種でアスペクト比を3：2に切り替えて撮影することも可能ですが、縦の撮像範囲が狭くなり倍率の計算が非常に困難になります（図2-3-39）。

8. 撮った画像、どうやって保存・整理する？

執筆：岩崎智幸

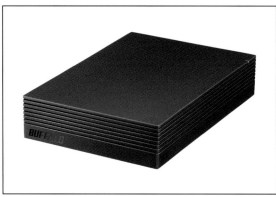

USB外付けハードディスクの例

図2-3-40　USB外付けハードディスクの例を示します（HD-LLD4.0U3-BKA、バッファロー。本図はバッファロー社資料より引用）。

今、考えられる画像保存方法は？

　画像データの保存ツールとしては、ハードディスクドライブ（以下、HDD）、クラウドストレージ、フラッシュメモリ（SSD）、光ディスク、そして長期保存用光ディスクが挙げられます。以下に主なものの特徴を示します。

1）HDD

　現在ではUSB外付けHDDが代表格です（図2-3-40）。1TBのものでも1万円前後で入手できます。安価で大容量、高速読み書きが可能で、取り扱いも容易ですので、写真データのアーカイブに有効な手法のひとつです。使い方や予算に合わせて選択するのが良いでしょう。

　HDDは大容量であり、その容量としては比較的安価であることがメリットになります。しかし、経年劣化や機械的なトラブルによってデータの読み書きができなくなることもあり、長期間の保存には向きません。

　HDDの内部では、ディスクが高速で回転しています。その構造上、振動や衝撃に対しては弱いです。また電子部品も多く搭載していますので、水害にも弱い側面があります。

　ですので、HDDのみに頼ったアーカイブは避けるべきです。大規模な災害が発生した場合、すべてのデータを失いかねません。HDDのほかに、もうひとつ他のデータを保存する器を使うことをおすすめします。

2）クラウドストレージ・オンラインストレージ

　インターネットの先にあるデータセンターにデータを保存するこの方法（図2-3-41）では、手許にHDDを設置するという負担もなく、PCが故障した場合にもデータが消えることはありません。一度クラウドにアップロードすれば、さまざまなデバイスからファイ

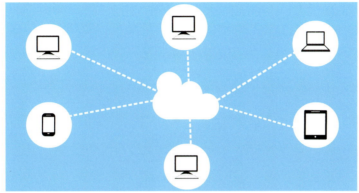

クラウドストレージのイメージ

図2-3-41　クラウドストレージのイメージ図を示します。インターネットの先にあるデータセンターにデータを保存するこの方法では、手許にHDDを設置するという負担もなく、PCが故障した場合にもデータが消えることはありません。

ルの共有ができ、場所を問わずいつでもアクセスできるという便利さが人気になっており、これがクラウドサービスの最大のメリットです。しばらくはクラウドストレージ市場の動向から目が離せません。

　無料で試すことができますが、無料ですと容量が数GB程度のものが多いため、多くの写真を保存するには少し物足りない容量です。また、セキュリティの問題もつきまとうため、長期保存というよりは一時的な保管やデータの受け渡し用に使うのが良いと思います。しかし、大きなメリットがある反面、気を付けないといけない点が二つあります。

　ひとつは、データの流出です。上述したセキュリティの問題ですが、情報流出などが起きる可能性があります。これは実際に起こっています。その原因は、クラウドサービスの提供元の問題ではなく、フィッシング詐欺や、コンピュータウイルスによる不正アクセスであるといわれていますが、一度ネットに画像が流出すると、取り返しがつかない結果となってしまいます。

　もうひとつ注意すべきは、クラウドサービスの継続性と利用規約の確認です。いきなり数ヵ月後にサービスが停止される可能性もありますので、注意が必要です。大切な写真データです。クラウドサービスを利用される前に必ず利用規約を確認されることをおすすめします。

3）フラッシュメモリ

　フラッシュメモリは半導体メモリの一種で、電気的にデータの消去や書き換えができる不揮発性メモリのことを指します。一般に使われるUSBメモリ、SDカード、SSDなどがこの仲間です。可搬性に優れているだけでなく、すでに512GBや1TBのUSBメモリも存在しており、データの一時的保存の容量としては申し分ありません。

　しかし、長期保存のためのアーカイブ用の器として

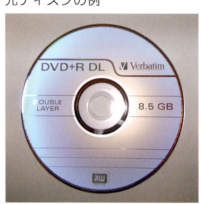

図2-3-42　DVD＋R DLディスクの例を示します(三菱ケミカルメディア)。DVD-RやBD-Rといった光ディスクは、ハードディスクにくらべて容量は小さいですが、品質の良い製品を使い、正しく保管すれば、長期間の保存が可能です。

はおすすめできません。静電気に弱く、書き換え回数にも上限があるためです。また、フラッシュメモリの構造上、データの保持期間も有限です。フラッシュメモリの構造上の特徴であるフローティング・ゲートから、無通電時であってもトンネル効果によって電子が漏れ出し、10年という長い期間が経過するとデータが消える危険性があります(データ保持期間は一般的に5～10年といわれています)。

4) 光ディスク

　DVD-RやBD-Rといった光ディスクは、ハードディスクにくらべて容量は小さいですが、品質の良い製品を使い、正しく保管すれば、長期間の保存が可能です(図2-3-42)。データの記録が可能な光ディスクにはいくつかの種類、形式の違いがあります。追記型は1度だけデータを記録できるもので、データの書き換えや消去はできません。書き換え型は、データの書き換えは可能ですが、フラッシュメモリ同様書き換え回数に上限があります。光ディスクの寿命の目安は10年～100年で、平均的には30年程度と言われています。

　光ディスクの保存では、記録層を守るため直射日光や高温・多湿の環境を避ける必要があります。また定期的に、大容量で最新のメディアにバックアップし直すことが必須になります。

5) 長期保存用光ディスク

　一般に市販されている光ディスクとは異なり、アーカイブ用に開発された長期保存用光ディスクというものがあります。すべて追記型で、書き換え型はありません。長期保存用記録ドライブで記録することで、BD-Rの場合推定寿命200年のディスクを製作できるといわれています(図2-3-43)。

第 3 章 最低限必要なカメラの知識

長期保存用光ディスクの例

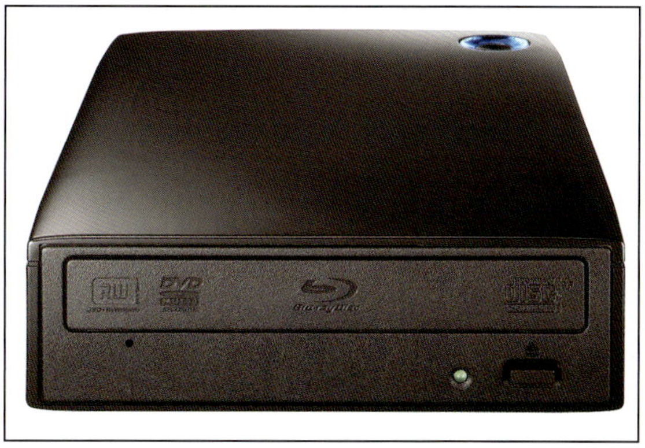

図 2-3-43　長期保存用記録ドライブの例を示します(USB 3.0 & M-DISC 対応 アーカイブ用外付け型ブルーレイディスクドライブ BRD-UT16RPX、アイ・オー・データ機器)。

記録の際には長期保存用記録ドライブが必要になりますが、再生する際は市販のドライブでも可能です。一般に市販されているディスクとの違いは、長期保存に適した記録膜を採用していることにあるようです。しかし、価格は高価です。

また、10数年後には光学ドライブの流通量が少なくなり、現在のフロッピーディスクのような状況になっている可能性があります。このように、読み出す環境が整わない状況になった場合には、新たに別の媒体にアーカイブをし直す必要があります(これをマイグレーションといいます)。

2種類以上の方法でより確実に保存・整理しよう

以上を踏まえ、筆者は2つのバックアップ方法を併用します。まずはHDDです。高速大容量で、インターフェースも標準的なSATAやUSBですから安心です。将来的にはさらなる大容量化も期待できます。HDDは高速かつ使いやすい媒体ですから、アーカイブしたデータを日常的に活用するためのデバイスとして使用します。HDDに長期保存性を求めてはいけません。あくまでデータの活用目的です。そして、とくに重要なデータは光ディスクにバックアップしておきます。

また整理方法としましては、患者さんの名前でフォルダを作成し、その中に日付別にフォルダを作成し、そこに整理します。画像管理ソフトを用いて管理することも有効ですが、そのソフトが完了品となった場合や、ソフトを切り替えたい場合に画像の抽出が困難だったり、圧縮されて元のデータがなかったりといった事態が起きる可能性があるため、この方法を用いています。

COLUMN

Column 7　ミラーレス一眼カメラは臨床で使えるか？

執筆：伊藤竜馬

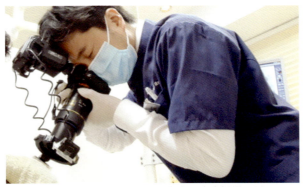

図1　ミラーレス一眼カメラでの実際の臨床撮影風景。

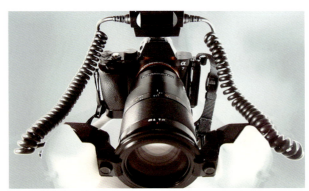

図2　筆者は現在、α7ボディ＋純正90mm f2.8 macroレンズ（いずれもソニー）に、ツインフラッシュSTF-8（オリンパス）を付けて口腔内撮影で使用しています。

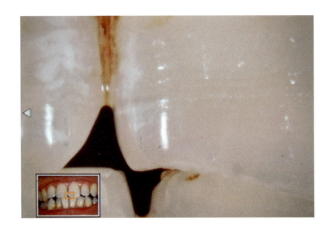

図3　EVFによるMFでのピント拡大。マクロレンズを使用する口腔内撮影において、ピント拡大をしながら撮影ができることは最大の利点といえるかもしれません。

ミラーレス一眼カメラでも口腔内写真撮影は可能！

しばしば、筆者のところに「ミラーレス一眼カメラは臨床で使えますか？」という質問が来ますが、結論を言うとミラーレス一眼カメラで口腔内撮影は可能ですし、実際に筆者が現在口腔内撮影に使用しているカメラはミラーレス一眼カメラです（図1、2）。

もうひとつ多い質問に、「ミラーレスは一眼レフよりも画質は落ちますか？」という質問がありますが、それは誤解で、原理的にミラーレスが一眼レフより画質が落ちることはありません。高速でシャッターを切る口腔内撮影では関係ないことですが、通常の撮影時、とくに低速シャッターにおいてはミラーがない分、ミラーの開閉による「ミラーショック」が起きないために微細なブレが無く、拡大すると一眼レフよりブレがない精細な画像となることもあります。

また、もうひとつの利点としてはEVFにより画像を拡大してピント合わせができるため、マニュアルフォーカスでピントを合わせることが多いマクロレンズでの口腔内撮影では非常に高い精度でピントを合わせることが可能です（図3）。

EVFと同じ機能で背面の液晶画面に表示でき、オートフォーカスも同じスピードなのでファインダーを覗かずに撮影ができる利点もあります（一眼レフでもライブビュー機能があるカメラでは可能）。ですので、ミラーレス一眼はすでに一眼レフにくらべて遜色ない、部分的にはそれをしのぐレベルにある、と筆者は考えています。

第3部
実践編

さあやってみよう
シェードテイキング

第1章 5Step でできるシェードテイキング

1．Step その① シェードタブを並べる
2．Step その② シェードタブを選ぶ
3．Step その③ デンティン(象牙質)を見る
4．Step その④ エナメルを見る
5．Step その⑤ 写真撮影
6．補綴物のオーダー〜完成〜装着

第2章 目的に応じたシェードテイキング

1．少数歯補綴の場合
2．多数歯補綴の場合

第3章 参考資料としての顔貌写真の撮りかた

1．資料としての顔貌写真に求められる条件とは
2．顔貌写真のために必要なレンズを知ろう
3．顔貌写真のためのライティングを知ろう

Column 8：TTL とは何のことか？
Column 9：中切歯単冠に顔貌写真は必要？
Column 10：天然歯の特徴を考慮した自然な前歯部のグラデーションが自然感を生む

第3部 実践編―さあやってみようシェードテイキング

第1章 5Stepでできるシェードテイキング

1. Stepその① シェードタブを並べる

執筆：青島徹児

手持ちだとシェードタブがきれいに並べにくい！

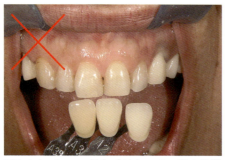
図3-1-1 シェードタブがすべて一定の位置にない状態です。

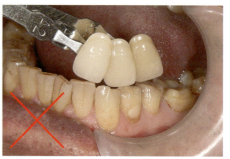
図3-1-2 シェードタブが重なりズレています。

「スティックホルダー」でシェードタブを整然と！

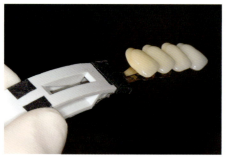
図3-1-3 スティックホルダーにシェードタブを一定の距離を開け重ならないように並べます。

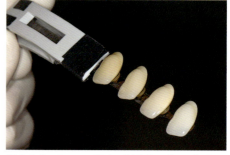
図3-1-4 シェードタブがズレないようにテープで固定しています。

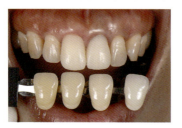
図3-1-5 すべてのシェードタブがほぼ一定の間隔で同じ方向・角度で設置できます。

複数のシェードタブをきれいに並べて撮影するには？

　シェード写真撮影の際には、シェードタブと対象となる歯牙の切縁の位置を合わせ、表面もなるべくカメラに対し同じ方向になるように位置付けます。その時に、シェードタブを数シェード分並べますが、筆者は以前、指で持って撮影していました。しかし、シェードタブが多くなるとすべて同じ向きに安定して保持することができず、手こずっていました（図3-1-1、3-1-2）。

　そこで、技工用ハイブリッドセラミックス・グラディア用のグラディアシェードガイド（いずれもジーシー）に付属のスティックホルダーを使用してみました（図3-1-3、3-1-4）。こうすることで、つねに安定してシェードタブを保持することができるようになりました（図3-1-5）。安定感に若干欠けるため、テープで固定して使用します。

114

2. Stepその② シェードタブを選ぶ

執筆：青島徹児

カメラによって写りは変わる……だからこそシェードタブはつねに一定！

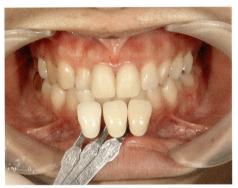

図3-1-6　以前のカメラ(アイスペシャルⅡ、松風)でのシェード写真。

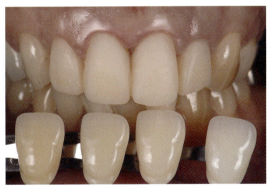

図3-1-7　現在のカメラ(D800E、ニコン)でのシェード写真。同じシェードタブでも写りはこれだけ違います。

Aシェード4本だけを並べるという選択

　以前の筆者は、自分自身で症例ごとにシェードを選択してシェードタブを並べていました。しかし、久保哲郎氏(歯科技工士・oral design OSAKA)に技工を依頼するようになってからは、久保氏から「BシェードやCシェードを並べるより、Aシェードだけのほうが良い」という意見をいただき、並べるシェードタブをつねに一定にするようになりました。すなわち、どの症例でもA1、A2、A3、そしてA3.5の4シェードのみを並べています。

　その理由としてはまず、日本人の歯牙のシェードにAシェードが多いということがあげられます。また、つねに同じシェードタブを写真に入れることで、そのカメラの写りがたとえば赤にシフトしているのか、黄色にシフトしているのかを把握することができます。同じシェードタブであっても、カメラが違うとまったく違ってみえるため(図3-1-6、3-1-7)、カメラの特性を判断することができます。そしてその後、Aシェードのシェードタブに対して、最終補綴物のベースシェードの参考にする部位や歯牙がどのようなシェードなのかを判断し、使用陶材のシェードが決定されていきます。

3. Stepその③ デンティン（象牙質）を見る

執筆：青島徹児

歯頚部にフラッシュの反射がかからないように注意して撮影しよう

偏光フィルターによる撮影で、反射を完全にキャンセルした写真も役立つ

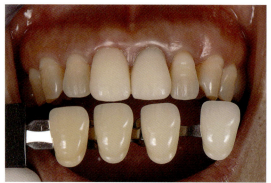

図3-1-8　歯頚部にフラッシュの反射がかからないように切縁方向から撮影し、反射をコントロールします。

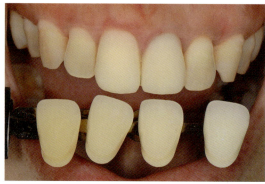

図3-1-9　偏光フィルター（Polar_Eyes、Emulation S.Hein、エージーパック）を使用すると、すべての反射をキャンセルすることができます。

写真のコントラストと彩度を上げてマメロンの形態を確認

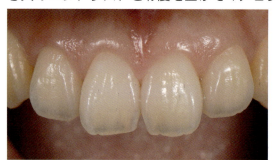

図3-1-10a　通常どおり撮影された写真です。

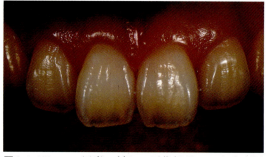

図3-1-10b　aの写真に対し、画像処理ソフトを利用してコントラストと彩度を上げると切縁のデンティン形態がみえてきます。

デンティンの色を見るのか、形を見るのかで注目点は変わる

臨床的に、デンティンを見ることは非常に難しいと思います。それは、デンティンはつねにエナメル質に覆われているためです。また、デンティンの色を見るのか、デンティンの形態を見るのかで、見る部位が違ってきます。

まず、歯牙のベースシェードとなるデンティンシェードはCR直接修復の場合と同様に歯頚部1/3で見ていきます。そのときに、フラッシュの反射が見たい部分にかからないように、反射のコントロールを考えて撮影します（図3-1-8）。もし可能であれば、すべての反射をキャンセルできる偏光フィルターを使用するのも良いと思います（図3-1-9）。次に、デンティンの形態であるマメロンを見るときには、切縁1/3で見ていきます。そのときは、切縁にフラッシュの反射がかからないように反射のコントロールを行います。また、撮影された写真のコントラストと彩度を画像処理ソフトで上げると、内部のマメロンの形態が明瞭に見えてきます（図3-1-10）。

4. Stepその④ エナメルを見る

執筆：青島徹児

背景をブラックにして、切縁エナメルの透明感を観察

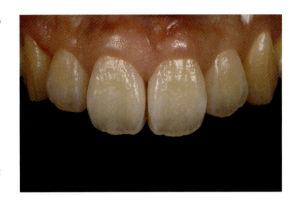

図3-1-11 背景をブラックにすることで、より切縁エナメルの透明感を見ることができます。

光の角度を変えて、オパール効果を観察

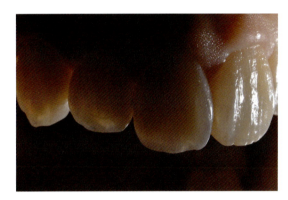

図3-1-12 光の角度を変えることで、エナメルのオパール効果を見ることができます。

さまざまな角度で撮影して、表面性状を観察

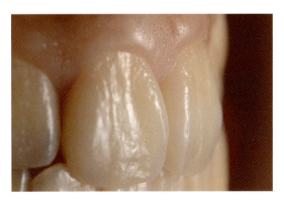

図3-1-13 さまざまな角度で撮影することで、エナメルの表面性状や艶感を見ることができます。

エナメルは透明感・質感を見る

エナメルは歯牙の最表層にあり切縁を覆っています。エナメル質は基本的に半透明で、内部のデンティンの色や周りの色に影響されやすい性質があります。筆者がエナメルを見るときに何を見るかというと、シェードを見るというよりも、切縁の透明感、ハロー効果の状態（図3-1-11）、オパール効果の見え方（図3-1-12）、表面性状、艶感（図3-1-13）を見ています。

5. Stepその⑤ 写真撮影

執筆：青島徹児

撮影する角度によるフラッシュの反射のコントロール

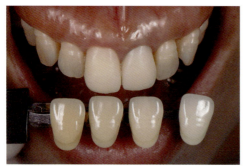

図3-1-14　上方から撮影することにより、フラッシュの反射は歯頸部にあります。

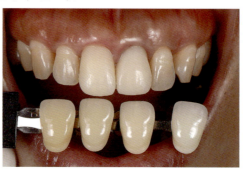

図3-1-15　正面から撮影することにより、フラッシュの反射は中央部にあります。

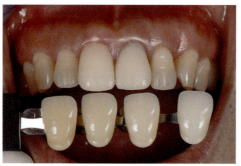

図3-1-16　下方から撮影することにより、フラッシュの反射は切縁部にあります。

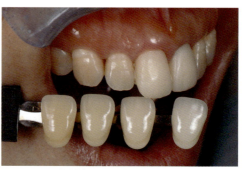

図3-1-17　右側方からの撮影。

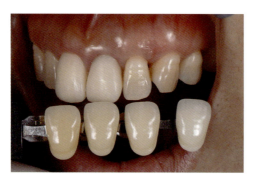

図3-1-18　左側方からの撮影。

筆者の写真撮影、5つの注意点

筆者が写真撮影で気をつけていることは以下の5項目です。

①歯牙が乾燥する前に撮影する（乾燥すると歯牙は明るく見えてしまいます）。

②麻酔をする前に撮影する（歯肉の色は歯牙に反射し映り込んでいます）。

③できるだけ開口させた状態で撮影する（閉口状態だと切縁の透明感が見えません）。

第1章 5Stepでできるシェードテイキング

偏光フィルターによる撮影例

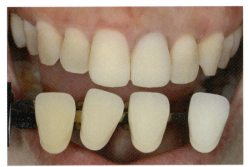

図3-1-19 偏光フィルターを使用した、前方からの撮影。

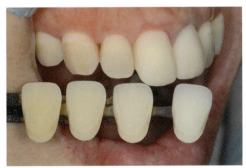

図3-1-20 偏光フィルターを使用した、右側方からの撮影。

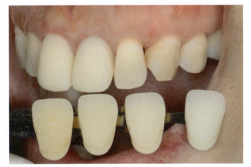

図3-1-21 偏光フィルターを使用した、左側方からの撮影。

支台歯のシェードも撮影する

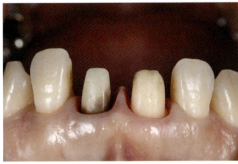

図3-1-22 1|が生活歯、|1が失活歯であるため、支台歯の色がかなり違います。

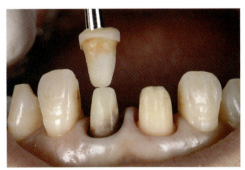

図3-1-23 支台歯の色調の影響を考慮するためカスタムの支台歯を製作することもあります。

④フラッシュの反射位置のコントロール（白飛びした部位は正確なシェードが撮れていません〔図3-1-14～3-1-18〕。前述した偏光フィルターの使用例も示します〔図3-1-19～3-1-21〕）。

⑤支台歯のシェードも撮影します（オールセラミックスは支台歯の色に影響されます〔図3-1-22、3-1-23〕）。

6. 補綴物のオーダー〜完成〜装着

執筆：青島徹児

歯科技工士に送りたい、シェード写真以外の材料・写真はこちら

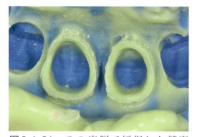
図3-1-24 この症例で採得した精密印象です。

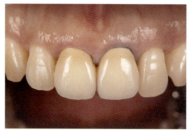
図3-1-25 術前の口腔内写真です。

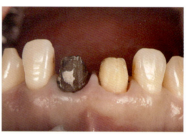
図3-1-26 メタルセラミッククラウンを除去した状態です。

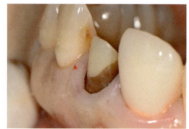
図3-1-27 歯肉縁上マージンまで支台歯形成を進めた状態です。

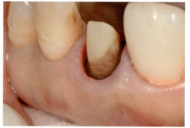
図3-1-28 その後、歯肉縁下形成を行いました。

ジルコニアセラミックスの完成

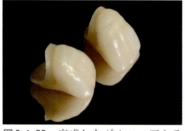
図3-1-29 完成したジルコニアセラミックスの唇面を示します。

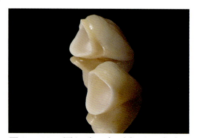
図3-1-30 同じく、内面を示します。

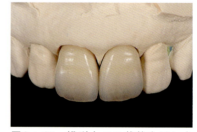
図3-1-31 模型上での状態を示します。

写真だけでなく、各種資料も合わせて提示してオーダーしよう

　補綴物をオーダーするときは、これらの写真と精密印象（図3-1-24）、バイト、対合歯、切縁の長さや形態の参考になるよう、患者と煮詰めたプロビジョナルクラウンが装着された状態の模型もラボに送ります。また、可能であれば術前から今までの治療工程の写真（図3-1-25〜3-1-28）も送るようにしています。オーダー後完成した補綴物は試適して患者に見てもらい（図3-1-29〜3-1-35）、問題なければ咬合調整を行い装着します。シェードも難しくて患者の要望が強くシビアな場合は、一度仮着して友人や知り合いに見てもらい確認してもらいます。その後、問題がなければ装着という流れになります（図3-1-36〜3-1-39）。

第1章 5Stepでできるシェードテイキング

口腔内試適・仮着

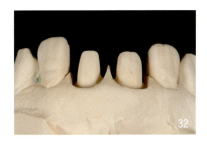
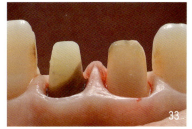

図3-1-32 歯列模型上での支台歯と歯間乳頭の状態です。
図3-1-33 口腔内での歯間乳頭の状態です。

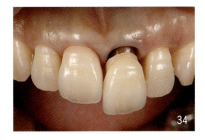
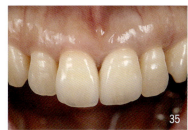

図3-1-34 口腔内試適を行いました。
図3-1-35 患者に確認してもらうために、仮着を行いました。

口腔内装着

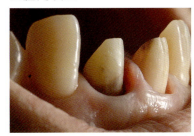
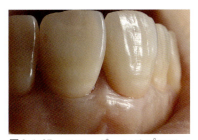
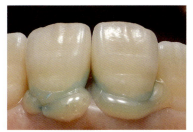

図3-1-36 装着前の、炎症のない歯肉を示します。
図3-1-37 エマージェンスプロファイルと歯肉の適合性が確認できます。
図3-1-38 接着性レジンセメントで装着しました。

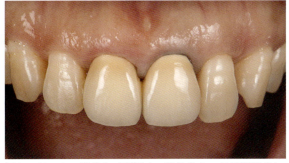
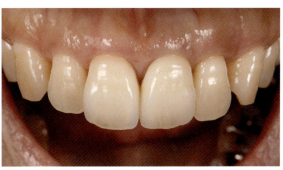

図3-1-39a、b 術前(a、再掲)と、装着後1ヵ月経過時(b)。

a|b

121

第3部 実践編―さあやってみようシェードテイキング

第2章 目的に応じたシェードテイキング

1．少数歯補綴の場合

執筆：伊藤竜馬

このような写真では補綴物の色再現は難しい！

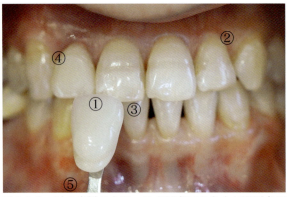

①対象歯となる歯より前にシェードガイドがあり、重なってしまっている。
②参考にしたい反対側の|2にピントが合っていない。
③ピントが浅く、歯の内部構造の観察ができない。
④ホワイトバランスが合っていない。
⑤シェードガイドの番号がわからない。
etc.

図3-2-1 2|の症例ですが、この写真には多くの問題点があります。このような写真では補綴物製作が非常に困難になります。

正しいシェードテイキング

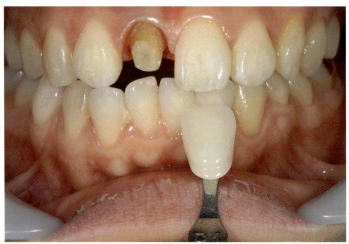

図3-2-2 |1でのシェードテイキング。

シェードガイドは1～3本。切縁と切縁をエッジトゥエッジで

筆者は単冠修復の場合、対象歯の色に近いシェードガイドと一つ明るいシェードガイドを1～3本ずつ画面に収め、切縁と切縁をエッジトゥエッジで重ならないよう、フラッシュから同距離になるように撮ることを推奨しています（図3-2-2）。

さらに、この画像から読み取るべき多くの情報があります。

122

写真から読み取るべき情報

①シェードガイドとの比色によるベースシェードの決定。
②支台の着色の有無（必要に応じ、カラーダイモデルを製作。今回はなし、図3-2-3）。
③歯冠部の着色、変色を再現するかどうか？　患者への確認も重要（今回の症例では再現なし）。
④表面性状の状態（図3-2-4）。
⑤ツヤの状態（図3-2-4）。
⑥内部構造の状態（図3-2-4）。

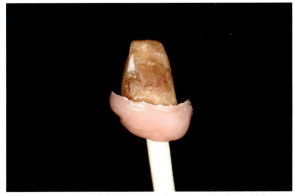

図3-2-3　カラーダイモデル（疑似支台歯模型）を製作することで、支台や歯肉からの色の反映を確認しながらの製作が可能となります。

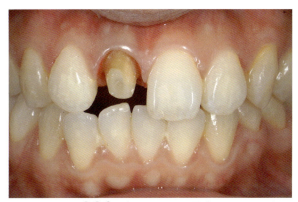

図3-2-4　上記④⑤⑥がわかりづらい場合は、シェードガイドを外し、対象歯に対してフラッシュの当たる角度を変えながら撮影していくと良いでしょう。

口腔内セット時

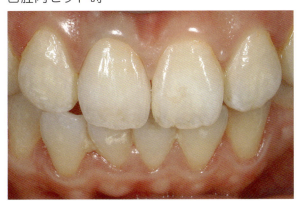

図3-2-5　同、セット後。（撮影データ）カメラ：α7、レンズ：90mm f2.8マクロ、ISO感度：100、絞り：F22、シャッタースピード：1/160。筆者はシェードテイキング時、模型上完成、口腔内セット時のすべての撮影を同じ設定で行っています。

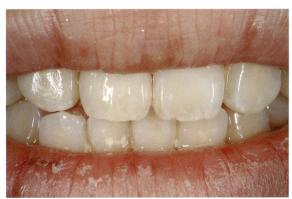

図3-2-6　筆者は必ず、セット時の撮影でリップラインでの画像を撮るようにしています。補綴物において、患者の日常生活でもっとも重要な部分はこのリップラインの自然感だと考えているからです。

第3部 実践編─さあやってみようシェードテイキング

2．多数歯補綴の場合

執筆：伊藤竜馬

多数歯補綴で読み取らなければいけない情報は？

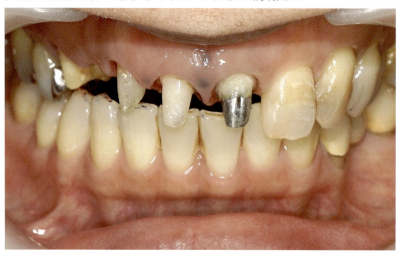

図3-2-7 このような多数歯補綴の症例では、少数歯補綴と違い、どこを見る必要があるでしょうか？

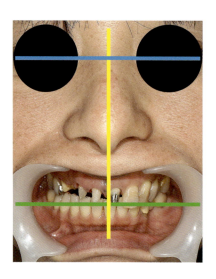

図3-2-8 まず、カメラを縦位置にして目、鼻、口(口拡鉤を使い、できれば支台の状態で撮ることで作業用模型の咬合平面がわかりやすくなる)の入った写真を撮ります。
　瞳孔線(青)から平行かつ、正中線(黄)と直角に交わる平面が審美的咬合平面(緑)となります。模型製作や咬合器装着時にこれがわからない、またはズレていた場合は、完成した歯全体の歯軸、平面が大きくズレてしまう可能性が高くなります。

口腔内だけではなく、目・鼻・口が入った写真を撮影しよう

　多数歯の場合には正中、歯軸、審美的咬合平面、顔貌との調和が非常に重要となるため、まず初めに図3-2-8のようにカメラを縦位置にして目、鼻、口(口拡鉤を使い、できれば支台の状態で撮ることで作業模型の咬合平面がわかりやすくなる)の入った写真を撮ります。

第 2 章 目的に応じたシェードテイキング

患者の希望がない場合は、残存歯や下顎の色調を参考に

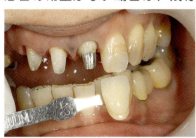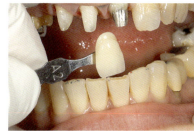

a|b

図3-2-9 患者がとくに希望する色がなく、「ただ自然に」という場合はまず残存歯（この場合|2〜4）に色調を極力合わせ、6前歯や4前歯などで参考にする歯がない場合は下顎の中切歯を参考に色調を決定します（筆者の場合、上顎中切歯は下顎中切歯と同じ明度か、少し明るくします）。

フレーム試適では、適合だけでなく切縁の長さや正中ラインなども確認

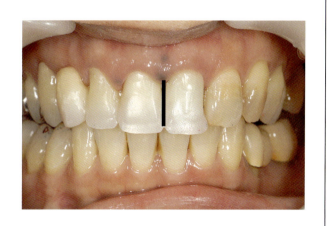

図3-2-10 フレーム試適時。筆者は4本以上連結するケースではかならずフレームトライを行いますが、トライ時に見るのは適合だけでなく、支台からの色の反映の確認や（|1がメタルコア支台のため少し暗くなっている）、切縁の長さの確認、正中ラインの印記などを行います。

口腔内セット時

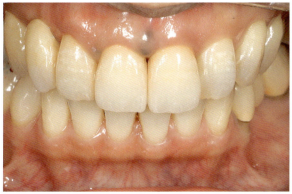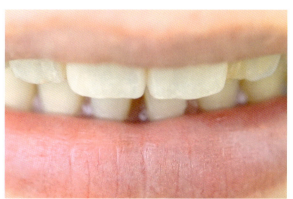

図3-2-11 同セット後。下顎中切歯の正中とズレていますが、人間の歯は上下中切歯の正中は一致しない場合も多いため、無理に下顎に合わせずに顔面の正中に合わせています。

図3-2-12 自然光での中切歯の明度の確認とリップラインの確認。フラッシュの光源はあくまで特殊な光源のため、自然光で撮影することも重要です。

第 3 部 実践編—さあやってみようシェードテイキング

第 3 章 参考資料としての顔貌写真の撮りかた

1. 資料としての顔貌写真に求められる条件とは

執筆：岩崎智幸

撮影しておくべきアングル①：正面観、左右側面観、左右45°側方面観

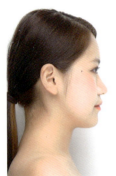 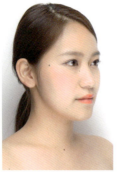 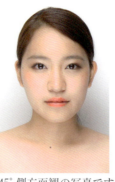 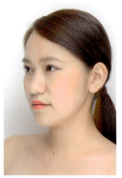 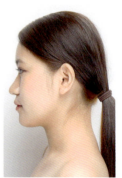

図3-3-1a〜e　閉口時の正面観、左右側面観、左右45°側方面観の写真です。　　　　　　　　　　　a｜b｜c｜d｜e

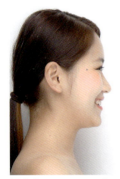 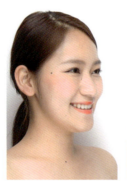 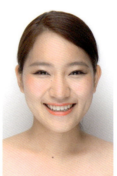 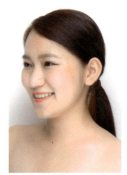 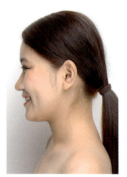

図3-3-1f〜j　スマイル時の正面観、左右側面観、左右45°側方面観の写真です。　　　　　　　　f｜g｜h｜i｜j

資料としての顔貌写真とは？

資料としての顔貌写真は、必要なエリアの情報が撮影されていることと、それが忠実に再現されていることが条件となります。

顔貌写真は口腔内規格写真とくらべると、撮影する範囲が広範囲になります。縦撮りでも最大でも1/10倍、姿勢の情報となると1/20倍などになります。口腔内規格写真とは異なるカメラ・レンズを用意する必要も出てくるでしょう。また口腔内写真と異なり、写真を撮られることに抵抗がある患者さんもおられることでしょう。そして平常時の表情やスマイルの写真においては患者さんの協力を得る必要があります。そのためにも、この資料としての顔貌写真撮影の意義と必要性をしっかりとお伝えし、撮影者、被写体の患者両者が安心して撮影できる環境が必要となるでしょう。スマイルを忠実に再現し撮影するためには、これも絶対条件となります。

第3章 参考資料としての顔貌写真の撮りかた

撮影しておくべきアングル②：安静位の正面観

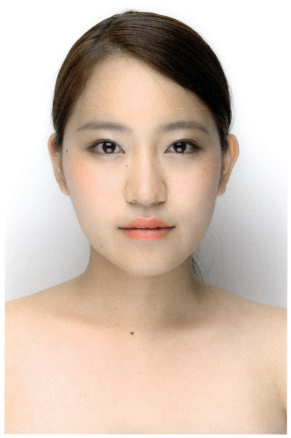

図3-3-2　安静時の正面観の写真です。

撮影しておくべきアングル③：アベレージスマイル

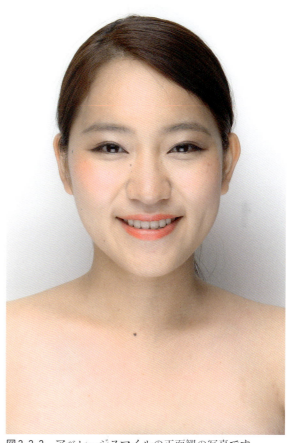

図3-3-3　アベレージスマイルの正面観の写真です。

撮影しておくべきアングル

資料として撮影する必要性があるのは、
①閉口時の正面観、左右側面観、左右45°側方面観の5枚
②Rest incisal position（安静位）の正面観
③Average Smileの正面観・側方面観
④High Smileの正面観・側方面観
⑤開口器を装着した正面観の咬合時と開口時
⑥患者の頭側から浅い角度で撮影した前歯部
となります（図3-3-1～図3-3-6）。Average Smile（平均的スマイル）の写真からは歯頸ラインを評価し、とくにガミースマイルか否かを評価します。またHigh Smileの写真からはBuccal Corridor（口角と上顎臼歯部頬側面の間に生じる暗い影）の生じかたを評価します。このスペースが適正なものは「Hollywood Smile」とよばれます。また、このスペースが大きいものは「Negative Space」とよばれ、世界的に嫌われています（Bad

第3部 実践編—さあやってみようシェードテイキング

撮影しておくべきアングル④：ハイスマイル

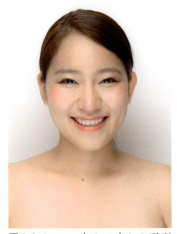

図3-3-4a　ハイスマイルの正面観の写真です。

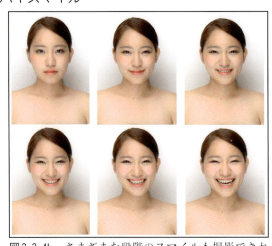

図3-3-4b　さまざまな段階のスマイルも撮影できればよいでしょう。

撮影しておくべきアングル⑤：開口器を装着した正面観の咬合時と開口時

a	b	c	d	e
f	g	h	i	j

図3-3-5a〜j　開口器を装着した正面観の咬合時と開口時の写真です。

Smile)。これらは全顎的もしくは大・小臼歯の補綴や矯正治療を開始するときに非常に重要な評価になります。また、歯軸の向きと各々の歯牙の顔貌全体との調和、歯頸ラインの連続性とリップラインとの評価ができる資料となります。そして側面観では、前歯の出具合、dry-wetラインとの関係も評価できます。

また、開口器を装着した写真からは上下咬合平面と歯列の顔貌とのバランスが評価でき、患者の頭側から浅い角度で前歯部を撮影すると、上顎前歯と顔貌・口唇の評価ができます。これらの中から必要なエリアの撮影を行うことによって、資料としての顔貌写真を得ることができます。

第3章 参考資料としての顔貌写真の撮りかた

撮影しておくべきアングル⑥：患者の頭側から浅い角度で撮影した前歯部

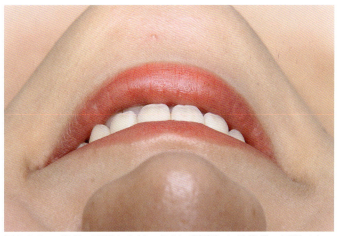

図3-3-6a　患者の頭側から浅い角度で撮影した前歯部の写真です。

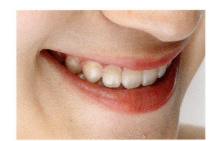
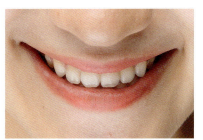
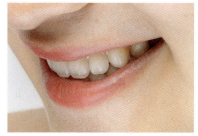

図3-3-6b〜d　補足として、口唇と前歯部をわずか上方から捉えた写真を撮影するのもよいでしょう。　b｜c｜d

　なお、顔貌写真では撮影倍率が低いため、レンズ側の倍率目盛も存在せず、それを頼りにすることができません。また、マクロレンズでないレンズの場合、倍率の目盛がそもそも存在しません。ですので、カメラの位置とレンズの焦点距離、被写体の位置を固定することによって、ひとつの規格が成立します。近接撮影時と違って、数cmのワーキングディスタンスの違いでは、大きな倍率の変化はありません。等倍などの近接撮影時は、数ミリで大きな倍率変化を呈しますが、ワーキングディスタンスが長くなればなるほど、シビアではなくなります。

2. 顔貌写真のために必要なレンズを知ろう

執筆：岩崎智幸

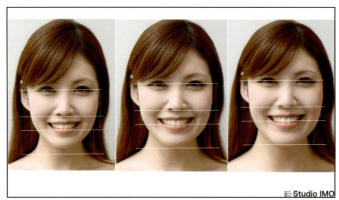

図3-3-7　広角レンズで顔貌を撮影すると歪みが生じ、正確な記録にならないため避けなければなりません。図中左は58mmレンズで、図中中央は35mmレンズで、図中右は28mmレンズで、それぞれ同じ倍率になるように撮影しました。基本的には50mm以上のレンズを使用します（APS-Cでは28mm以上）。

顔貌写真に焦点距離の短いレンズを使うのはNG

　チェアサイドでスペースが取れないといった理由で、顔貌写真の撮影に焦点距離が短かすぎるレンズを用いると、遠近感が強調されて歪みが生じてしまいます（図3-3-7）。ですから、焦点距離としてはフルサイズ換算で50mm前後のレンズが適しています。焦点距離が長すぎると、長いワーキングディスタンスが必要になり、室内では使いにくいものになってしまいます。また、全身の撮影となると歪みが生じますが30mm以下の広角レンズも必要となります。

　筆者はレンズ交換の手間と、レンズ交換にともなう塵の混入を防ぐ意味から、2台体制で撮影してい

適切な設定による顔貌写真の撮影例

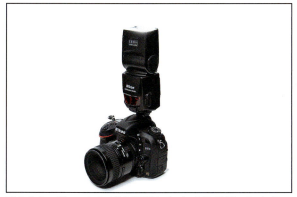

図3-3-8　60mmレンズを装着したカメラボディにクリップオン型のフラッシュを装着します。

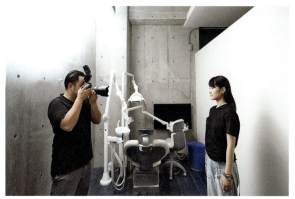

図3-3-9　無彩色でできるだけ明るい色の壁・天井にフラッシュを向け、患者は少し壁から離れて立ってもらい、撮影します。

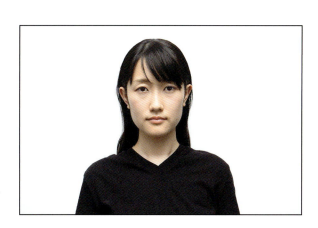

図3-3-10　撮影結果を示します。単純なセッティングですが、影の少ないきれいなライティングとなりました。

す。顔貌撮影にはマクロレンズを使う必要はありませんが、焦点距離が短すぎると遠近感が強調されて歪みが生じるため、フルサイズ換算で50mm前後のレンズが良いです。筆者の場合、トリミングする可能性を考えてフルサイズ機のD610（ニコン）を選択し、レンズは60mm（Ai AF Micro-Nikkor 60mm F2.8D、ニコン）を使っています。フラッシュは、出先でコンセントがない場合にはSB-910（ニコン）を使います（図3-3-8～図3-3-10）。また、コンセントがある場合にはモノブロックタイプのフラッシュや、さらに短いチャージタイムや多灯ライティングが必要な場合にはジェネレータータイプのフラッシュ（電源部と発光部が分離しているタイプ）を用います。また、トリミングをしない場合にはAPS-Cサイズのカメラでも問題ありません。

3. 顔貌写真のためのライティングを知ろう

執筆：岩崎智幸

バタフライライティングの例

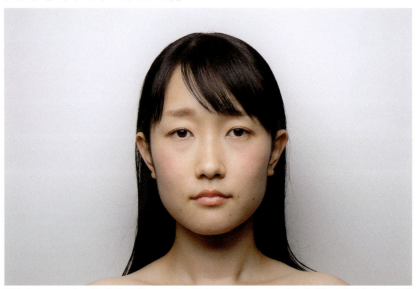

図3-3-11　バタフライライティングの例を示します。ライトを顔の正面上方に位置づける方法です。

ポートレートライティングの種類

　ポートレートライティングは、メインライトの位置をさまざまに変えたものがパターン化され、世界共通で名前がつけられています。顔の向きやバリエーションと合わせるとかなりの組み合わせが可能となります。これを大別すると、以下の4種類となります。なお、撮影にはカメラ、外部フラッシュ、ライトスタンド、レフ板が必要となります。また、基本的な設定は、シャッター速度1/200もしくは1/250（使用するカメラのフラッシュが同調する最速のシャッター速度）、絞り値はF5.6から8、ISO感度は100です。

1）バタフライライティング

　ライトを顔の正面上方に位置づける方法です（図3-3-11）。鼻の下に影が落ち、その形状が蝶のように

第 3 章 参考資料としての顔貌写真の撮りかた

レンブラントライティングの例

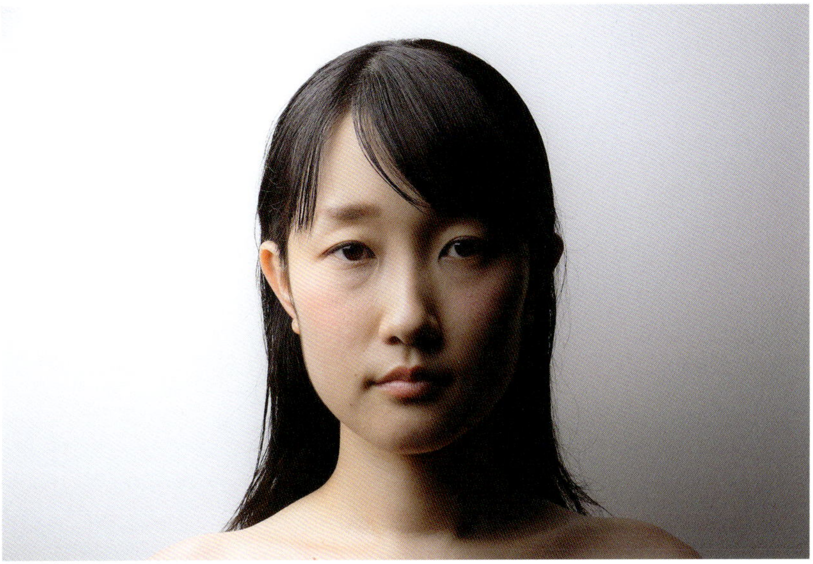

図3-3-12　レンブラントライティングの例を示します。ライトを顔に対して前方約45°、高さ約45°の位置に位置づける方法です。

見えたことから名付けられました。かつてハリウッドで、高い位置からアーク灯でスターたちを撮影したライティングパターンで、グラマーライティングという別名もあります。写真の表現としては、日常の光源に近く効果的なライティングです。下方にレフ板を置くと、鼻や顎のなどに生じる影が和らぎ、より自然な写真になります。

2）レンブラントライティング

　ライトを顔に対して前方約45°、高さ約45°の位置に位置づける方法です（図3-3-12）。45°ライティングという別名もあります。バロック期を代表する画家Rembrandt Harmenszoon van Rijnの画風を彷彿とさせる、顔貌の立体感を強調するライティングです。シャドー部の頬に逆三角形型のハイライトが入ります。鼻梁の低いアジア人の場合、このハイライトがな

第3部 実践編─さあやってみようシェードテイキング

ループライティングの例

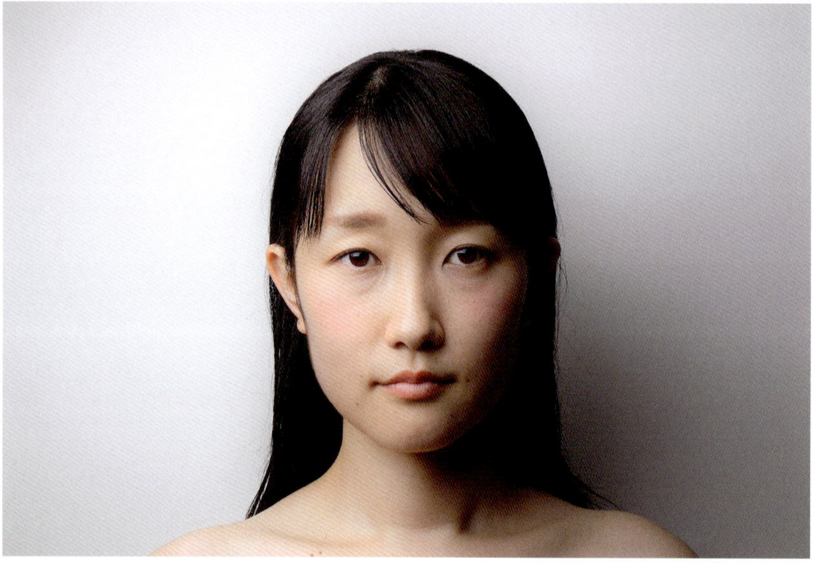

図3-3-13　ループライティングの例を示します。レンブラントライティングに用いたライトを、そのまま下方へ下げた状態です。

なか上手く逆三角形にできない難点があります。

3）ループライティング

　レンブラントライティングに用いたライトを、そのまま下方へ下げた状態です（図3-3-13）。レンブラント（45°）ライティングの改良型になります。陰影を和らげ、重々しい雰囲気を除き、全体的に明るいイメージをもたせることができます。シャドー部の逆三角形型ハイライトの下の頂点が繋がりません。鼻梁の影が独立してループ状になります。日常の光源に近く、バタ

フライライティングより陰影を表現する時に用います。

4）スプリットライティング

　ライトを顔のほぼ真横に位置づける方法です（図3-3-14）。鼻梁を境にシャドー部とハイライト部を二分するライティングで、顔を細く表現することができます。シャドー部がブラックアウトするので、ライトの反対側からレフ板で光を起こしたほうが実際には見やすい写真になります。これは表現の要素が強く、記録には不向きといえます。

第 3 章 参考資料としての顔貌写真の撮りかた

スプリットライティングの例

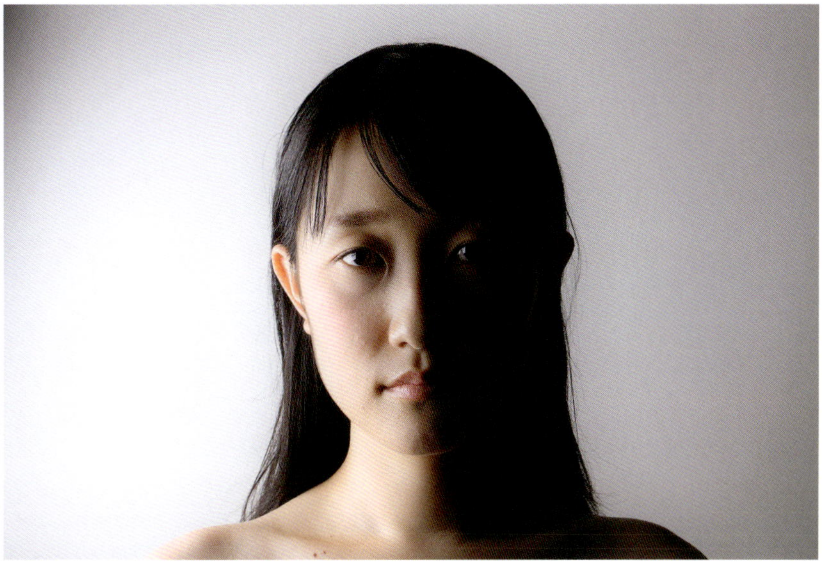

図3-3-14　スプリットライティングの例を示します。ライトを顔のほぼ真横に位置づける方法です。

5）日常の光源に近似した、ポートレートライティングにも物撮りにも有効なバウンスライティング

　以上に示した4種類のライティングには、ライトスタンドに装着した外部フラッシュに加え、ソフトボックスやアンブレラなどの光を拡散するアクセサリーが必要となり（拡散させないと非常に硬い光となります）、機材は大型化します。ですが、日夜変化する不確定な環境光を用いることなく、顔貌写真を記録として撮影する場合はバタフライライティングがもっとも有効で

あるといわれています。

　しかし、条件さえ整えば、バタフライライティングの特徴の前方上方からの光で、なおかつ光を拡散し、手軽に自然な写真を撮ることができるライティングがあります。それが天井・壁バウンスライティングです（図3-3-15、3-3-16）。フラッシュの光を一度壁に照射し、反射した光をライティングに用いる方法です。ライトスタンドを据えることなく、カメラに装着したストロボで手軽に撮影できる、小さな機材で大きな効果が得られるライティングです。ウェディングのカメラ

第3部 実践編─さあやってみようシェードテイキング

バタフライライティングと天井・壁バウンスライティングの比較

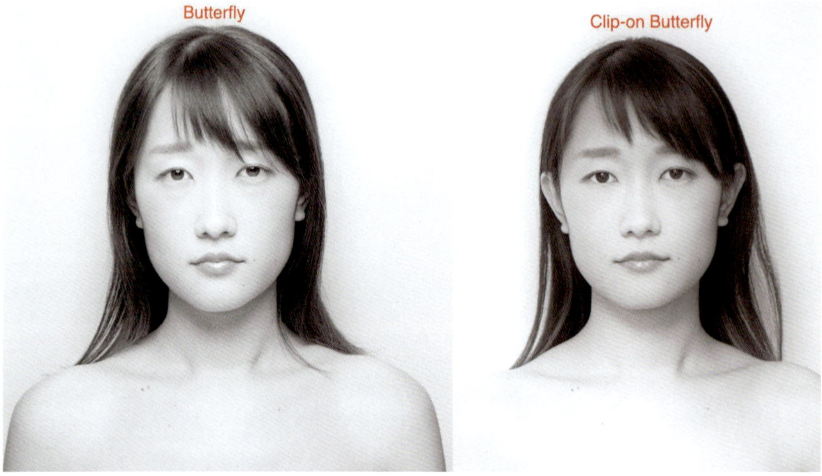

Butterfly　　　　　　　　　　　　　Clip-on Butterfly

図3-3-15　バタフライライティング(図中左)と天井・壁バウンスライティング(図中右)の比較です。後者は前者にくらべて非常に単純なセッティングですが、近い効果が得られています。

マンがスナップ写真撮影をする時にかならず用いるライティングでもあります。

　光が空間に回るため、柔らかな光でわれわれがふだん物を観察し評価している光の状態に非常に近く、メインの光は被写体の上方前方より降り注ぐ効果的なライティングになります。これを可能にする条件は、フラッシュ光を反射させる天井や壁が無彩色に近いこと

と天井が高過ぎないこと、また壁との距離が近いこととなります。被写体のサイズにより撮影空間の広さが変わりますが、顔貌写真を撮影するなら診療用ユニットが設置されている空間が理想的で、咬合器や模型サイズなら事務机の卓上ほどの空間があれば良いです。用いるフラッシュは、最大発光量が大きいものに越したことはないのですが、フラッシュの最大出力を示

第 3 章 参考資料としての顔貌写真の撮りかた

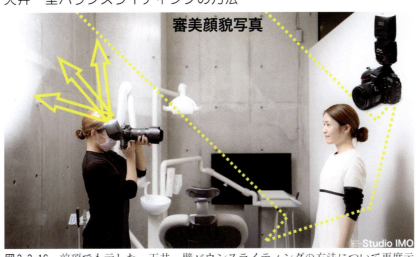

図3-3-16　前項でも示した、天井・壁バウンスライティングの方法について再度示します。

すGN値（ガイドナンバー）が50程度の製品が適しています。注意する点は、フラッシュからの光が直接被写体に当たらないようにしなければならないことです（ワーキングディスタンスが近いと起きやすいです）。これは、被写体側から発光面がハッキリ見えないように照射すると解決します。もしくは照射角度を狭くすると良いです。具体的には、フラッシュに搭載された機能で、フラッシュの発光部をズームする機構があればそれを利用します。機種により数値は多少異なりますが、広角側（たとえば24mm）にすると照射角度が広くなり、望遠側（たとえば200mm）にすると照射角度が狭くなります。

COLUMN

Column 8 | TTLとは何のことか？

執筆：岩崎智幸

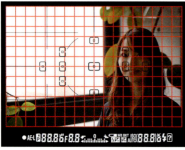
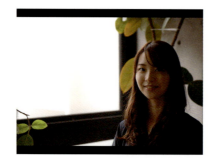

a|b

図1a、b　評価測光の測定範囲(a)と、その撮影結果(b)を示します。

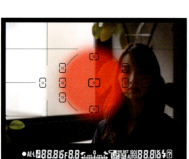
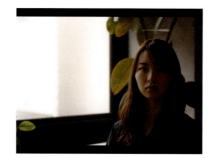

a|b

図2a、b　中央部重点測光の測定範囲(a)と、その撮影結果(b)を示します。

実際に撮影するレンズを通した光を測定するのがTTL

　「TTL測光」や「TTL調光」という名称が用いられています。このTTLとは、「Through The Lens」の頭文字を取ったもので、カメラ本体内にある測光センサー（測光素子、受光部などの呼び方もあります）で、レンズを通ってきた光を測定することです。反射光の測光になりますので、利点欠点ともにあります（「反射光」の対義語として「入射光」がありますが、それはまた別の機会に）。

　利点は、レンズの状態に関係なく測光できることです。たとえばレンズの先端に減光フィルターや偏光フィルターを装着していても、そのレンズを介して通ってきた光量を測定するので、その誤差が出ることがありません。TTLを利用しない場合、ユーザーが自分自身でフィルター装着時やマクロ撮影時の露出倍数を計算して露出を補正する必要があります。これは言いかえれば、レンズの実際の透過光を表すT値（F値ではない）を測定しているということになります。また、反射光を測定するため、遠く離れた被写体でも測光することが可能です。これは風景など、さまざまな被写体に対して使用できることを意味します。以上が、TTL測光方式のメリットです。

　また欠点としては、被写体の反射率によって実際の被写体よりも明るく写ったり暗く写ったりする問題が挙げられます。これは、反射光式露出計が「被写体の反射率が18％（標準的な反射率）であると仮定して測光し露出値を設定する」ことに起因します。そのために、反射率が18％から大きくずれている被写体を反射式露出計で測光し、指示通りの露光値で撮影すると「暗い被写体は実際よりも明るく」「明るい被写体は実際よりも暗く」写ってしまいます。わかりやすい例として、反射率

138

COLUMN

a|b

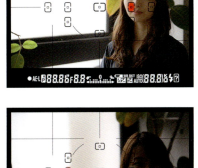
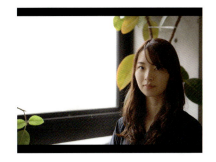

図3a、b　スポット測光で顔面を測定している状態(a)と、その撮影結果(b)を示します。

a|b

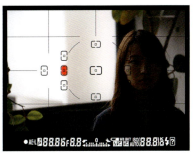
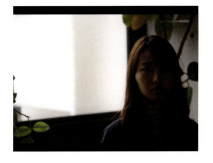

図4a、b　スポット測光で背景の白壁を測定している状態(a)と、その撮影結果(b)を示します。

の低いマットな黒バックの背景を用いて撮影すると露出がオーバー気味に上がってきたり、反射率の高い白バックの背景を用いて撮影すると露出がアンダー気味に上がってきたりという現象が挙げられます。

TTLにおけるさまざまな測光方法

こうした中、少しでも適正露出に近い状態で撮影するため、カメラにはいくつかの測光方法が内蔵されています。

1）評価測光

多分割測光、マルチパターン測光ともよばれ、画面の広い領域を複数に分割して測光し、被写体の明るさや色などの情報から画面全体を評価して、どこにも黒潰れや白飛びがないようにすることを目標として露出を決めます（図1）。

2）中央部重点測光

画面の中央の明るさが適正露出になるように露出を決めます。機種によりそのエリアは大きく変えられます。大きくすると評価測光に近く、小さくすると次のスポット測光に近くなります（図2）。

3）スポット測光

画面内の任意の1点を測光し露出を決めます。ピント合わせをした物を適正露出にしたい場合に有効です（図3、4）。

また、最近のデジタルカメラは人物の顔を自動で認識して、露光量を顔の反射率を重視して測光するといった複雑なアルゴリズムによって露出値を決定する機能が備わっているものもあります（顔自動認識AE）。この機能をオンにしてポートレート撮影した場合、背景がさまざまに変化してもある程度適正露出で撮影してくれます。ですが、これはあくまでもポートレート撮影においてになります。

COLUMN

Column 9　中切歯単冠に顔貌写真は必要？

執筆：伊藤竜馬

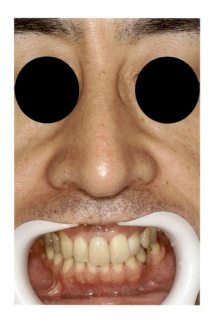

図1　1|を顔貌写真がないまま製作したケース。本数にかかわらず中切歯が絡む症例では顔貌写真かホリゾンタルバーが必須となります。

中切歯症例では、顔貌写真もしくはホリゾンタルバーが必須

図1は1|補綴症例の画像ですが、顔貌写真がないまま製作したケースです。中切歯においては、形態や歯軸と、正中や審美的咬合平面との調和が非常に重要となるため、本数にかかわらず中切歯が絡む症例では顔貌写真、またはホリゾンタルバーが必須となります。

Column 10　天然歯の特徴を考慮した自然な前歯部のグラデーションが自然感を生む

執筆：伊藤竜馬

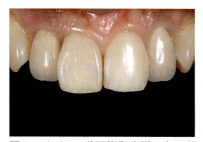

図2　2|、|2の単冠修復症例。中切歯と比較して明度を低くすることで、全体の自然感が生まれます。

中切歯・側切歯・犬歯の特徴を理解することが自然感に繋がる

6前歯、4前歯などを製作する場合、筆者が立ち会い時に最初にすることは、患者に希望の歯の色があるかの確認です。もし希望の色があった場合、基本的にはその色を基準に製作します。ただ天然歯には、中切歯は比較的明度が高く、内部構造が複雑、側切歯は中切歯より明度が低く内部構造は少し単純、犬歯は彩度がもっとも高く明度も比較的高い、という特徴がありますので、自然なグラデーションが許容される症例ではその特徴を意識することでより自然感を表現します(図2)。

第4部
テクニック編

私のシェードテイキング

私のシェードテイキング　その1

相羽直樹

Column 11：「Value Shift」に注意しよう！

私のシェードテイキング　その2

瓜坂達也

第 4 部 テクニック編

私のシェードテイキング　その 1

執筆：相羽直樹

はじめに

　歯科医師と歯科技工士のシェードテイキングは、それぞれ異なります。歯科技工士は、「この歯をどうやって作るか」を考えながらシェードを採るので、この段階から陶材の選択やレイヤリングの設計が始まっています。筆者は、一緒に仕事をしている先生方には、基本シェードのタブを選択して質の高い写真を撮ってほしいと思っています。そして、先生からいただく写真からシェードを読み取るのが筆者の仕事だと考えています。以下に、その流れについて示します。

1．使用機材

カメラ：EOS 5Ds R（キヤノン）
レンズ：EF 100mm f2.8 macro USM（キヤノン）
フラッシュ：マクロツインライトMT-24EX（キヤノン）
フラッシュブラケット：The original R2 Bracket（PhotoMed International，エージーパック）を改造したもの[1]
グレーカード：QP101（QP Card，テイク）
カラーチェッカー：Color Reference Card 203 Book（QP Card，テイク）
シェードガイド：VITAクラシカルシェードガイド（VITA Zahnfabrik，白水貿易）、Creation Shade Wheel（Creation Willi Geller International）、ブリーチシェードガイドBLのBL1、BL2、BL3、BL4（Ivoclar Vivadent）、ブリーチシェードガイドの010、020、030、040（Ivoclar Vivadent）、ビタシェードガイド3DマスターのOM1、OM2、OM3（VITA Zahnfabrik，白水貿易）、IPS ナチュラル ダイマテリアル シェードガイドのND1〜ND9（Ivoclar Vivadent）、グラディアシェードガイドのホルダー（ジーシー）
口角鈎：Double End Stainless Retractor

（MEDESY Italy）
コントラスター：Flexipalette Form A（Smile Line，山本貴金属地金）
パソコン：MacBook Pro（Apple）
ソフト：Photoshop CC、Bridge CC（Adobe）

2．シェードテイキングの手順

　ほとんどの臨床ケースは、歯科医師から送られてくる写真を基に製作していますが、シェードテイキングをする機会があれば、まずシェードを採ってから写真撮影をしています。

1）シェードを採る前に……。

①患者さんに自己紹介をし、今日何をするか（シェードテイキングから写真撮影という手順）を説明し、軽く口腔内を見せていただき、最初に患者さんの希望を聞きます。すでに暫間補綴物が入っている場合は、色や形など、気に入っている部分、変えてほしい部分などを聞きます。反対側同名歯に強いキャラクターが入っていれば、それらを補綴物に再現してほしいかを聞いておきます。

②シェードテイキングを始める前に、「歯は乾燥すると色が変わってしまうので、私が歯を見ていないときは口を閉じて舌で歯を濡らしてください」と説明します。

③シェードが採りやすい光の環境を整えます。クリニックに出向く場合はとくに、光の角度に合わせてブラインドで自然光の量を調節したり、チェアーの角度を変えたりします。デンタルチェアーのライトは使いません。黄色味がかかっていることが多く、光が強すぎるので、シェードを正しく見ることができないからです。

④プラーク、食渣、汚れなどがないか確認します。あればクリーニングします。

私のシェードテイキング その1

明度が判断しづらいときには少し離れて見る

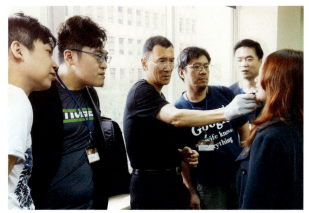

図4-1-1 タブを持った腕を伸ばして、角度や位置を変えながら見ます。

特殊な色の場合にはシェードタブ以外も活用

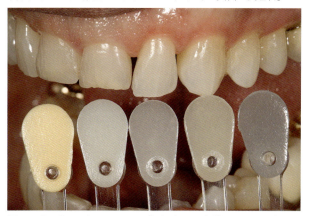

図4-1-2 Creationのシェードホイールを使って、マメロンの色や表層のエナメル、インサイザルハローの色を記録したもの。

2) シェードを採ります……。

①色相(シェードグループ：A、B、C、D)を選択し、基本となるデンティンの透明度、不透明度をVITAクラシカルシェードガイドと比較して読み取ります。

②彩度と明度を読み取ります。彩度と明度には相関関係があるので同時に評価します。

③明度が判断しづらいときには、少し離れて見てみると分かりやすくなります(小田中康裕氏とのpersonal conversation、図4-1-1)。パソコンのモニターで明度を確認するときも、1mほど離れて見ると分かりやすくなります。

④シェードは層構造で成り立っているので、シェードを採りながら陶材築盛のレシピをスケッチします。

⑤特殊な色やキャラクターが入っている場合は、使用する陶材のモディファイヤーを焼成したタブやステインの色と比較して記録します(図4-1-2)。

⑥オールセラミックスのケースでは、NDシェードガイドを使って形成された支台歯のシェードも採ります。濃い部分と明るい部分があれば、それらもスケッチしておきます。

目標歯とシェードタブの透明度の違いからくる彩度と明度のずれに対応するために

　デンティンの透明-不透明度は明度に大きく影響を与えるので、シェードを採る上でとても大切な要素だと考えています。デンティンのシェードと透明-不透明度が目標歯に合わせられれば、80パーセント程のシェードが合ったと考えています。

　たとえば、目標歯のシェードをVITAのシェードタブと比較した場合、彩度はA2に近くても、明度はA1に近い歯があります。これは、彩度はA2に近いのですが、不透明度がA2のタブより高いので、明度がA1に近くなっているからです。ここが歯の色が難しいところですが、歯は透明性のある材質なので、色相、明度、彩度に透明度が加わり、この透明の度合いが明度に大きく影響を与えています。この点で、一般の色彩学とはコンセプトが異なるのです。

　臨床ケースでは、目標歯とシェードタブの透明度の違いからくる彩度と明度のずれに対応するために、デンティンの代わりにオペーシャスデンティンを使ったり、デンティンとオペーシャスデンティンを混ぜて使ったり、デンティンの下に盛るオペーシャスデンティンの層の厚みを変えたり、デンティンパウダーの中に透明の陶材を混ぜたり、デンティンのカットバックの領域を変えたりすることで透明-不透明度をコントロールして明度を目標歯に近付けます。

3．写真撮影の手順

シェードテイキングをしていて、歯牙の乾燥が早いと思われた患者さんはシェード写真から、それ以外は顔貌写真から撮影します。

1）同意と署名

まずは、Patient Consent Form（同意書）を読んでもらい、署名をしてもらいます。

2）顔貌写真を撮影

本書はシェードテイキングの本なので、顔貌写真については簡単な説明に留めますが、筆者は顔貌写真はシェード写真と同じくらい大切だと思っています[2]。写真を基に模型を咬合器にマウントすることで、正中線、切縁平面、歯軸、切縁ラインなどを正しく設計することができます。模型のマウンティングが間違っていたら、たとえ中切歯単冠でも歯軸や切縁のラインが傾いて製作されてしまうかもしれないからです。

①患者さんに、デンタルチェアーではなく椅子に座ってもらいます。背景は、できるかぎり無地の壁か、なければリフレクター（レフ板）を背中に置いておきます。

②レンズの軸が患者さんの鼻の頭と同じ高さで、フランクフルト平面と平行になるようにカメラを構え、オートフォーカスでピントを目に合わせて撮影します。

③患者さんに笑顔を作って、上顎と下顎の切縁が見えるまで口を開けてもらいます。こうすることで、口腔がバックグラウンドとなり、切縁ラインがはっきり見える写真が撮れるのです。

3）口唇写真（下の3種類）を撮影

①軽く微笑んでいる状態のもの
②大きく笑っている状態のもの
③2）の顔貌写真と同じ状態のもの（上下顎の切縁が見えるまで口を開けている状態）

4）口腔内写真を撮影

口角鉤を使って、2）の顔貌写真と同じ状態の上下顎の口腔内写真を撮影します。

5）シェード写真を撮影

以下の手順でシェード写真を撮影します。
①シェードテイキング時に選択したもっとも近いシェードタブと、一段明度の高いもの、一段明度の低いものの計3つを使います。

選択に困ったときに、ひとまず撮影しておきたいシェードタブはこちら！

チェアサイドでどのシェードタブを使ったらいいか分からない場合は、術前にシェード写真を撮り、歯科技工士に送って、補綴物用のシェード写真を撮る時に使うタブを歯科技工士に選んでもらうと良いと思います（図4-1-3）。術前のシェード写真にどのタブを使ったらいいかわからない時には、次のセットの中から選んで撮ってもらっています。

①ブライト系：OM3、A1、B1、C1
②ライト系：A2、B2、C2、D2
③ミディアム系：A3、B3、C3、D3
④ダーク系：A3.5、B4、A4、C4

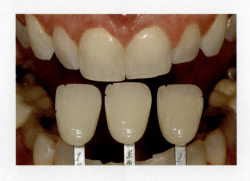

図4-1-3 診断用ワックスアップ時に送られてきたシェード写真には、A1、A2、A3が使われていましたが、補綴物製作用には、OM3、A1、A2で撮ってもらうようにお願いした例。

私のシェードテイキング その1

右側・左側のシェードを採る場合にタブの配列順序を変える理由

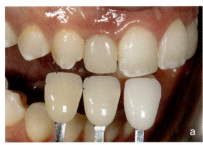
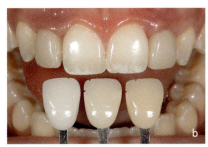
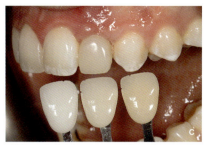

図4-1-4a～c　右側と左側でシェードタブの順番を逆にするのは、天然歯は後方歯の方が彩度が高くなっていることが多いので、比色しやすいからです。

天然歯・タブそれぞれにフラッシュの反射が歯頚部2分の1辺りに出るようにする

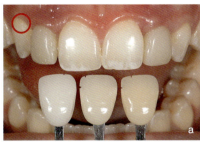
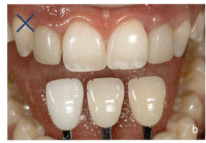
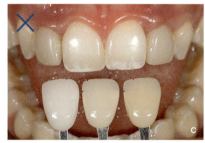

図4-1-5a～c　aが理想的な反射の写真。タブに写った反射が切縁寄りにある場合(b)には歯頚部を手前に出し、歯頚部寄りにある場合(c)は、歯頚部を中に入れて反射の位置を調整します。

オールセラミックスの場合は支台歯色もあわせて記録する

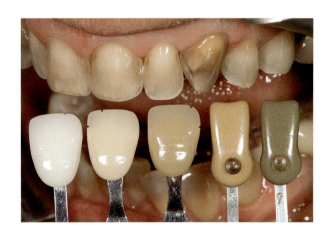

図4-1-6　OM3＝最終目標シェード、A2＝形成歯牙の変色の少ない部分のシェード、C4、ND8、ND9＝もっとも変色の強い犬歯に見られるシェード。

②右側を撮影するときは、向かって左から順に彩度の高いものから低いものへ、正面観と左側を撮影するときは、彩度の低いものから高いものへ、タブの間を1mmくらい開けてホルダーに入れて使います（図4-1-4）。

③アシスタントか患者さんに口角鈎を持ってもらい、シェードタブの切縁と目標歯の切縁を1mmほど開けておき、撮影します。

④天然歯とタブ、ともにフラッシュの反射が歯頚部2分の1辺りに出ていると最適です。患者さんにより歯の出具合や唇側面の形状が異なりますので、まずは数枚撮ってみて天然歯の歯頚部2分の1に反射が出るようなカメラの角度を見つけ、タブと天然歯の切縁を同一平面に保ちながらタブの歯頚部の出具合を前後させて、反射が天然歯とタブともに歯頚部2分の1辺りに出るように撮影します（図4-1-5、156ページのColumn 11参照）。

⑤オールセラミックスのケースでは、形成歯牙の

第 4 部 テクニック編

グレーカードのみを入れた写真も撮影しておく

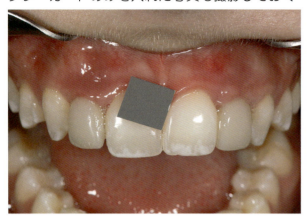

図4-1-7　QP101カード（**1.**の使用機材参照）のグレーの部分を5mm四方に切って目標歯の歯肉部に載せると、唾液で貼りつきます。

シェードタブの番号が写し込めない場合でも、後から識別できるための工夫

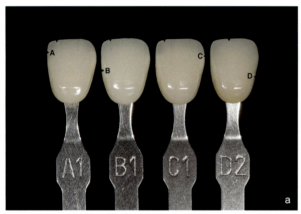
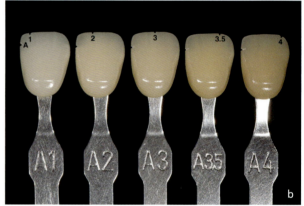

図4-1-8a、b　近遠心側面にシェードのグループ、切端にシェード番号の切り込みを入れています。

もっとも濃い部分、もっとも明るい部分、全体のシェードの3つのNDシェードタブに加え、最終目標シェードのタブ、計4つで撮影します（図4-1-6）。

⑥最後に数枚、グレーカードを入れて撮っておきます（図4-1-7）。

ディスプレイのキャリブレーションについて

　フォトコース中に、ディスプレイのキャリブレーションについて聞かれることがありますが、MacBook ProにRetinaディスプレイが搭載されるようになってからは、必要性が少なくなったように思います。コースでは、参加者の皆さんにカメラとラップトップを持ってきてもらうのですが、多くの方がMacBook Proをお使いのようで、またWindows PCをお使いの方でも、よほど設定が間違っていない限り大丈夫なようです。

　私は、QP 101のグレーカードを写し込んでRAWで撮影する方法を推奨しています。写し込まれたグレーカードを使って色温度と色かぶり補正をして現像します。この手順で現像されたシェード写真を見た時に違和感があれば、ディスプレイをキャリブレーションしてみた方がいいかもしれません。

⑦どのシェードタブを使ったかを記録するために、シェードタブの番号と歯列がフレームに入っている写真を撮っておきます。私はこの手間を省くため、タブに切り込みを入れて印を付けています（図4-1-8）。

歯科医師に撮っていただくときも、同じ写真をお願いしています。

4．カメラ・フラッシュの設定

1）カメラ(EOS 5DSR)の設定
①シャッター速度：1/200秒（最高ストロボ同調速度）
②絞り：F20～25（口腔内）、F14～18（顔貌）
③記録画質：M RAW
④色空間：Adobe RGB
⑤ピクチャースタイル：忠実設定
⑥ホワイトバランス：カスタム
⑦ISO感度：125～160（口腔内）、200（顔貌）

2）フラッシュ(Macro Twin Lite MT-24EX)の設定
①出力：マニュアルで1/4（口腔内）、1/1（顔貌）

5．写真の現像

1）写真のセレクト
Adobe Bridge CC 2018を使って撮影した写真を閲覧し、現像する写真を選びます。

①顔貌写真を選ぶポイント
a．顔面が真正面から撮られていること。
b．切縁ラインが口腔をバックグラウンドにしてはっきり見えていること。

②シェード写真を選ぶポイント
a．目標歯とシェードタブともに歯頸部2分の1あたりに反射があること。
b．a.がなければ、目標歯とシェードタブともに似た部分に反射があること。

c．切縁に反射があるものは、フラッシュからの光の角度が悪く、明度が低く映っているので避けます。

顔貌写真と口腔内写真の現像の手順は同じですが、撮影条件が異なるので分けて行います。本稿では、口腔内写真の現像について書きます。

2）Camera Rawで写真を開く
グレーカードの入った写真と、1）で選んだシェード写真を同時に選択し、Camera Rawで開きます。写真は、何枚でも選べます。

3）フィルムストリップでグレーカード入りの写真と残りの写真を選択
Camera Rawのウィンドウの左端に表示されるフィルムストリップでグレーカードの入った写真を選択してから、残りのシェード写真を選択します。

4）レンズ補正を使用
画像調整タブの「レンズ補正」で「色収差を除去」オプションと「レンズプロファイル補正を使用」をオンにすると、撮影に使用したレンズのプロファイルを認識して、色収差、歪曲収差、周辺光量を補正してくれます。

5）ホワイトバランスの補正
「基本補正」でホワイトバランスツールを選択し、グレーカードの上を数か所クリックして、「色温度」と「色かぶり補正」の平均値を出し、各数値を打ち込みます。

6）露光量の微調整
必要に応じて、露光量の微調整をします。

7）カラースペースの選択
一番下の「画像を保存」と「画像を開く」の間の下線つきのテキスト（「ワークフロー」オプションリンク）をクリックすると、「ワークフローオプション」のパレットが開きます。ここで、カラースペース

第4部 テクニック編

症例：シェードテイキングに至るまでの状況

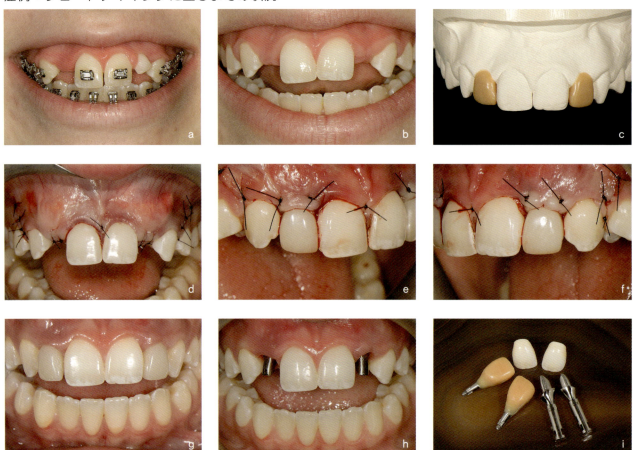

図4-1-9a〜i　シェードテイキングに至るまでの状況を示します（詳細は本文参照）。インプラントは、Ankylos 3.4mm（デンツプライシロナ）。スクリューがカスタムアバットメントから取り出せない構造になっているため、キャスティングではなくCAD/CAMでチタンアバットメントを製作し、メタルセラミックスで補綴しました。ソリッドジルコニアアバットメントも選択できるのですが、陶材スペースを確保するためにできるかぎりアバットメントを薄くしたいことと、インプラントと接触する部分もジルコニアなので、破折が懸念されることから使用していません。

を選択します。AdobeRGB、sRGB、ProPhoto RGBの中から目的に応じて選びます。私は歯科写真にはAdobeRGB、それ以外の写真にはProPhoto RGBを使っています。Webにアップするときや、Keynoteなどで発表するためのファイルは、sRGBのJpegに変換しておきます。出版社にデータを納品したり、プロラボに送って印刷したりする場合は、それぞれの指定に合わせて変換します。また、必要に応じて、「画像サイズ調整」を行います。

これらを終えた後、ウインドウ左上にある「OK」をクリックすると、「ワークフローオプション」のパレットが閉じ、Camera Rawに戻ります。

8）現像の開始

「画像を開く」をクリックして、写真を現像します。

6．写真からシェードを読み取る

ここからは、臨床例を使ってシェードの読み取り方を図説します。

上顎両側切歯が先天的に欠如していた女性の患者さんのケースで、10代半ばから矯正治療を始め、骨増生手術、インプラント埋入、補綴まで約5年かかったケースです。私がケースに携わったのは、矯正治療が終わり、骨増生とインプラント手術のために診断用ワックスアップを行ったときでした（図4-1-9）。

私のシェードテイキング その1

症例：補綴物製作用写真

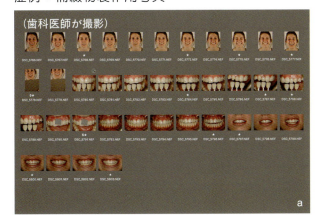

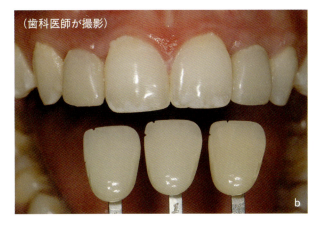

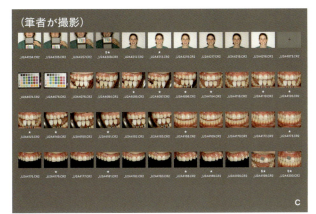

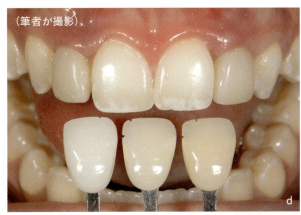

図4-1-10a〜d　最終補綴物の製作段階で歯科医師から送られてきた写真(a)のシェード写真(b)は、B1、A1、A2で撮られていました。ですが、OM3、A1、A2で撮ってほしかったと思っていたら、ちょうど担当歯科医師のクリニックを訪れることになり、写真を撮らせていただきました(c、d)。

症例：シェードテイキング時に行ったスケッチ

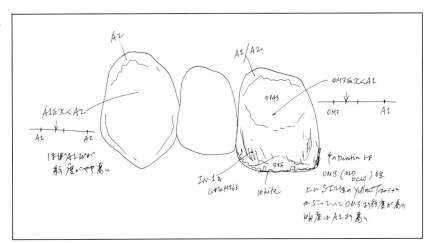

図4-1-11　シェードテイキング時に行ったスケッチ。

　上顎側切歯の先天欠如を矯正とインプラントで補綴するケースに携わることは多く、側切歯のシェードは中切歯と犬歯の間で、やや中切歯よりのシェードを目標にしています。中切歯と犬歯のシェードの差が大きいほど、側切歯に与えるシェードの許容範囲も広くなり、中切歯と犬歯のシェードの差が小さいほど、側切歯に与えるシェードの許容範囲は狭くなります。本ケースでは、中切歯と犬歯のシェード

149

第4部 テクニック編

症例：写真の中のシェードタブを切り抜いて比色

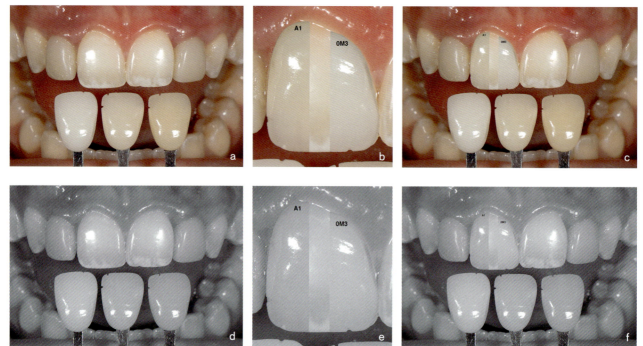

図4-1-12a〜f　写真の中のシェードタブを切り取って目標歯の上に貼りつけて比色します。透明度はシェードタブに近いのですが、中のほうに不透明度が高く、明度が高くなっている部分があります。全体的な明度はOM3に近いのですが、歯頸部と切縁1/3に彩度が高くなっている部分があり、A1の明度に近くなっています。グレースケールに置きかえると色に惑わされないので、明度がわかりやすくなります。

の差は2段ほどだと思われます。

　最終補綴物の製作段階で先生から送られてきた写真です。この先生のクリニックには年に2、3回伺うのですが、たまたまこのケースを作る時期と重なったので、患者さんを呼んでいただき、自らシェードテイキングと写真を撮る機会をいただきました（図4-1-10）。

1）シェードテイキング

　色相はA系で、中切歯の明度はOM3くらい、犬歯はA1とA2の間で、A1寄りのシェードだと思いました。このように、中切歯の彩度が低く色相が判断しづらいケースでは、彩度が高くなっている犬歯の色相を見ることで中切歯の色相を判断する手掛かりとします[3]。シェードテイキング時に描いたスケッチ（図4-1-11）では、「中切歯のデンティンは、OD 43の上にOld D CW（20年ほど前のD CWで、現在のものより不透明度が高い）ぐらいだが、上にSI2ぐらいのYellow Transがかぶっていて、OM3より温かみが

あり彩度が高く、A1より明度が高いシェード」と記録してありました。

　普段は写真のみで仕事をしているので、シェードテイキングをする機会があっても短時間で済ませ、写真撮影に重きを置きます。クライアントの先生方も、写真のみを送ってきます。「明るくして」や、「ステインはあまり入れないで」などの患者さんの意向はいただきますが、シェードの指示やスケッチをいただくことはありません。

2）写真からのシェードの読み取り

　Adobe Photoshopを使って、シェードを読み取ります。

①基本シェードと透明度の全体的な雰囲気

　前述した手順でRAW撮影した写真を現像し（図4-1-12a）、写真の中のシェードタブを切り取って目標歯の上に貼りつけて比色します（図4-1-12b、c）。透明度はシェードタブに近いのですが、中のほうに

私のシェードテイキング その1

症例：写真の中のシェードタブをより小さく切り抜いて詳細に比色

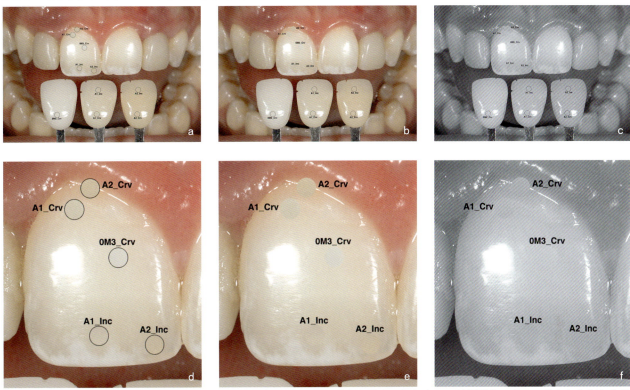

図4-1-13a～f　細かく分析するために、シェードタブの反射のない部分を選んで切り取り、目標歯上に載せて動かしながら比色してみます。本図では、上顎右側中切歯について示します。

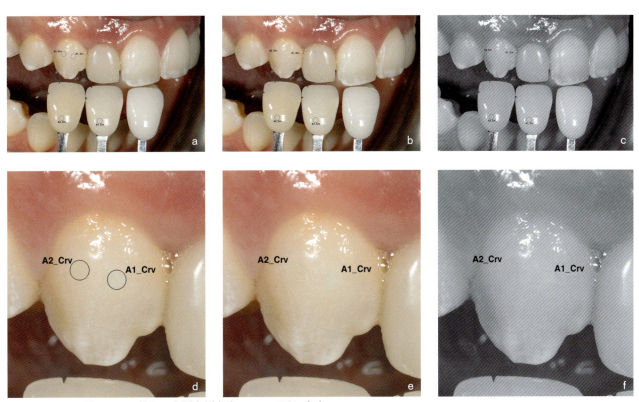

図4-1-14a～f　図4-1-13に続き、上顎右側犬歯について示します。

不透明度が高く、明度が高くなっている部分があります。全体的な明度はOM3に近いのですが、歯頸部と切縁1/3に彩度が高くなっている部分があり、A1の明度に近くなっています。グレースケールに置きかえると色に惑わされないので、明度がわかりやすくなります（図4-1-12d〜f）。

②シェードタブを切り抜いて細かく分析

細かく分析するために、シェードタブの反射のない部分を選んで切り取り、目標歯上に載せて動かしながら比色してみます（図4-1-13、4-1-14）。図4-1-13、4-1-14のaとdでは天然歯の上に貼りつけた部分が分かるように黒線で示してありますが、実際に作業するときには付けません（図4-1-13、4-1-14b、c、e、f）。

③ボディーシェード

図4-1-13fを見ると、OM3の明度は中切歯に近いのですが、図4-1-13eから分かるように、色相は青

歯肉が歯の色に与える影響について

歯肉が歯の色に与える影響に関して、簡単な実験をしてみました。

OM2、OM3、A1、A2、A3のシェードタブをVITAのシェードガイドホルダーに並べて、ガム模型材（Soft Tissue Moulage〔ソフトティッシュムーラージュ〕、Kerr、カボデンタルシステムズジャパン）を歯肉に見立てて形作ってみました。歯肉とシェードタブの境界の部分に唾液を見立ててステイン液を少量ブラシで塗り、写真を撮りました（図4-1-15a）。そして、ガム模型材の歯肉を取り外した状態の写真を撮りました（図4-1-15b）。

歯肉の付いていないほうのタブ（OM3、A1、A2）を半分切り取り、歯肉の付いているタブの上に張りつけてみました（図4-1-15c）。各タブの歯頸部2分の1には、明らかに歯肉の影響があることが分かります。グレースケールにすると（図4-1-15d）、明度が下がっていることが分かります。Photoshopを使って歯頸の明度をLabカラーモードで計測してみると、歯肉付きのOM3は歯肉なしのA1タブと、歯肉付きのA1は歯肉なしのA2タブと、歯肉付きのA2は歯肉なしのA3タブとほぼ同じL値でした。臨床では、歯肉の色やマージン設定位置、陶材の透明度・不透明度、補綴物のタイプによっても違いがあると考えられますが、歯肉によって明度が下がることを考慮に入れておくといいと思います。

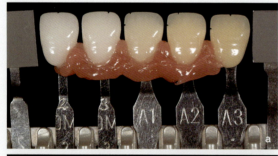
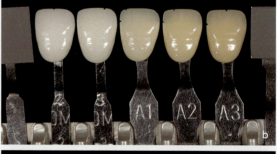
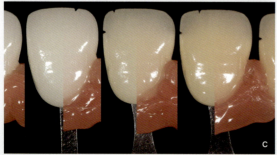
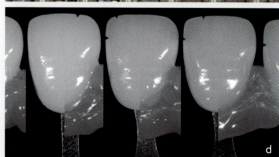

図4-1-15a〜d　歯肉が歯の色に与える影響について。

症例：使用陶材と築盛の記録

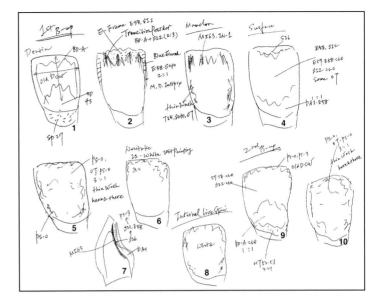

図4-1-16 シェードの修正の依頼があったときに参考にするために、築盛後に簡単な記録をとっています。破折した場合の再製作や、他のケースの築盛の参考にもなりますので、よい資料になります。

黒く、冷たい感じがします。それに対して、中切歯はやや黄色味がある白さです。図4-1-14eと図4-1-14fを見ると、犬歯の彩度と明度はA1とA2の間ですがタブよりオレンジ味が強いと読み、アイボリー色のCreationのOD43を中に盛り、Old D CWでカバーするのが適していると考えました。

④歯頸部のシェード

彩度は、A2のボディー色に近いのですが、天然歯は歯肉からの影響で赤味がかっています。明度は、歯肉との境界部分はA2、そのすぐ上の部分はA1に近くなっていますが、A2のデンティンを築盛に使うと、補綴物は口腔内ではA2より濃くなることが予想されます。一次築盛では、中には上で記したOD 43とOld D CWを盛って、カットバック後にD A1にE 58（ニュートラルエナメル）を1：1で混ぜて彩度と透明度を増したものをを使い、二次築盛では、HT 52（イエロートランスルーセント）と53（オレンジピンクトランスルーセント）を2：1で混合したものを薄く盛ることで、犬歯のシェードに近付けながら、歯肉の色を拾うことにしました。

⑤切縁1/3のシェード

中切歯のマメロンのオレンジはA1とA2の間の彩度で、表層のエナメルもオレンジがかっており、A1の切縁1/3辺りの彩度と明度に近いと読みました。築盛ではあえてA1のデンティンは使わずに、マメロンのキャラクターに入れるオレンジ（MI 63、IN 1）と表層にA2と同じくらいの彩度のオレンジエナメル（SI 6）を使うことでA1とA2の間の彩度を狙いました。

⑥その他のキャラクター

中切歯近遠心内部に見られるやや暗い透明感は、TI 5、SO 10、OTなどを築盛するというよりは、絵を描くようにぼかしながら塗って表現しました。歯頸部や近遠心ラインアングルに見られる白は、白く不透明度の高いエナメル（PS 0）を濡れた陶材の上にぼかすようにちりばめました。切縁部の強い白濁は、患者さんに聞いてみたところ「お任せします」ということでしたので、側切歯にも入れることにしました。一次築盛の最後に、インターナルステインのホワイト（クラレノリタケデンタル）を水で練って、濡れた状態の陶材にペインティングしました。こうすると、適度に陶材に浸み込みながら滲ませることができます。一次築盛で行う利点として、表層に浮かんでいるのではなく、浸み込ませることで厚みができ、立体感が生まれます。また、思ったように出

153

症例：装着1年後

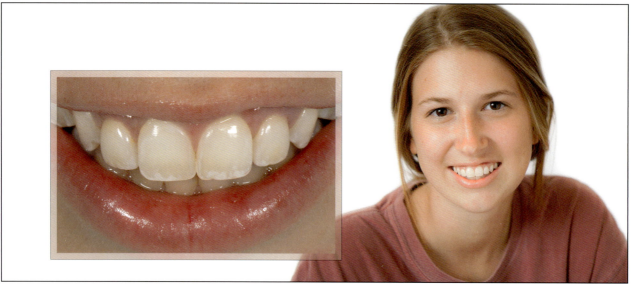

図4-1-17　装着1年後の顔貌および口腔内写真を示します。

てこなかった場合、焼成後に修正してから二次築盛に移ることもできます。

図4-1-16に、築盛のノートを示します。シェードの修正の依頼があったときに参考にするために、築盛後に簡単な記録をとっています。破折した場合の再製作や、他のケースの築盛の参考にもなりますので、よい資料になります。

装着してから約1年後に、写真を撮らせていただきました（図4-1-17）。ライフセーバーのアルバイト前にクリニックに来てくれました。矯正治療や骨増殖手術、インプラント手術など先生方とのチームワークによって良い結果が得られたケースだったと思います。彼らの技術と友情に感謝します。

おわりに

　本稿では、筆者が実際にどうやってシェード写真を撮っているか、基本的な作業と注意点をなるべく詳しく書きました。これは、開業してからの30年間で作り上げたシステムです。ほとんどのクライアントが遠距離にいる私にとっては、写真はもっとも大切なコミュニケーションツールです。補綴物を製作する過程で、どのような写真が必要なのか、それはどうやって撮るのかを考え、クライアントに伝え、次回はこう撮ってくれ、この設定を変えてみてはど

うかとチームで作ったシステムを紹介しました。

　彼らとは数十年来の仲ですが、最初は大変だったと思います。歯科医師としての技術もさることながら、ラボとのシステムを構築したり、改善したいという意欲に感謝し、彼らと仕事が出来ることを嬉しく思います。

　最近は、SNSなどで凝った歯科写真や機材が紹介されていますが、シェード写真は忠実に記録することが目的なので、ストレートに撮ったほうがいいと思います。それは、案外シンプルなことなのです。

COLUMN

Column 11

「Value Shift」に注意しよう！

執筆：相羽直樹

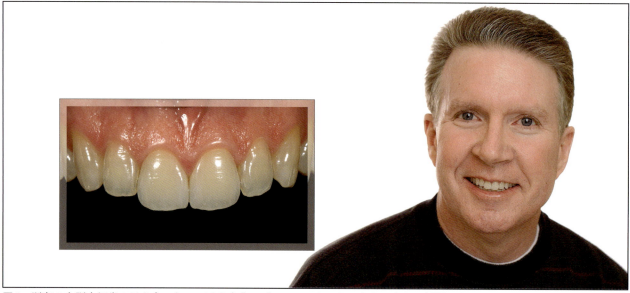

図1　既存の上顎中切歯のラミネートベニア2本を、ジルコニアセラミッククラウンで補綴したケースです。

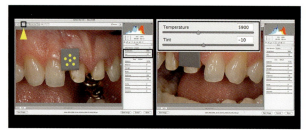
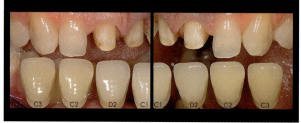

図2、3　歯科医師から預かった写真の中から、グレーカードが写し込まれた2枚を使って「色温度」と「色かぶり補正」を設定し、図3のシェード写真を現像しました（詳細は147ページ参照）。

歯肉のシェードは合っているのに、タブのシェードは合っていない……なぜだろう？

筆者は自らシェードテイキングをする機会はほとんどなく、歯科医師に撮っていただいたシェード写真からシェードを読み取っています。ですから、シェードが正しく記録されていることがたいせつになります。鍵は、天然歯とシェードタブに光が近似した角度で当たっていることで、その指標となるのが、天然歯とシェードタブに現れた光の反射です。

筆者が考える理想的なシェード写真は、反射が歯頸部半分寄りに現れているものです。この考えに至った経緯として、次の臨床ケースを見ていただきたいと思います。

既存の上顎中切歯のラミネートベニア2本を、ジルコニアセラミッククラウンで補綴したケースです（図1）。歯科医師からいただいた20枚ほどの写真の中から選んだ2枚のシェード写真を、グレーカードを写し込んだ写真を使って現像しました（図2、3）。比色のために、C1とC2のタブを縦に半分に切り、側切歯に張り付けてみました。右側は色相に違いはあるものの、明度、彩度、透明感の雰囲気は似ているように見えますが、左側は同じタブが使われているにもかかわらず、タブの明度が低く、天然歯の雰囲気とは異なるよ

156

COLUMN

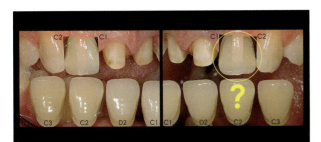

図4 同じタブにもかかわらず、近心と遠心で明度が異なって見えます。

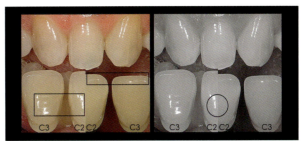

図5 天然歯、歯肉のシェードは合っているのに、タブのシェードは合っていないことが分かりました。

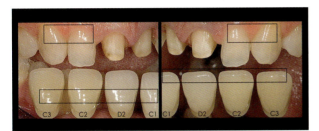

図6 右側の写真では、天然歯、タブともに歯頸部2分の1あたりに反射が現れているのですが、左側の写真では、天然歯上の反射は歯頸部2分の1あたりに、タブの反射は切縁に現れています。

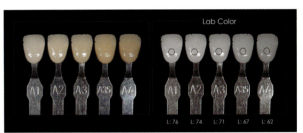

図7 シェード写真で好ましいと考える歯頸部2分の1に反射が現れるようにAシェードグループのタブを撮影し、Photoshopでグレースケールに変換し、LabカラーモードでL値(明度＝Value)を測ってみました。

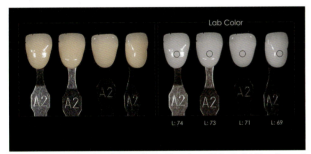

図8 同じA2タブにもかかわらず、光の当たる角度によって明度が異なって写っていることがわかります。

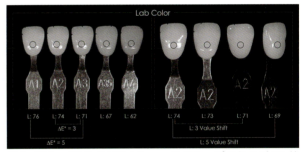

図9 Value Shiftの値をAシェードグループの各タブのL値と比べてみると、L値3のValue Shiftの値はA2とA3の、L値5のValue ShiftはA1とA3の差と同等であることがわかります。

うにみえました(図4)。そこで、右側と左側の写真を側切歯中央で切り取って貼り合わせてみました(図5)。そうすると、天然歯、歯肉のシェードは合っているのに、タブのシェードは合っていないことが分かりました。モノクロにしてみると、明度の差は明白です。

なぜ、このようなことが起こったのでしょうか。ここで着目したのは、天然歯とタブに写った反射の位置です。右側の写真では、天然歯、タブともに歯頸部2分の1あたりに反射が現れているのですが、左側の写真では、天然歯上の反射は歯頸部2分の1あたりに、タブの反射は切縁に現れています(図6)。これは、左側の写真撮影時には歯列とタブに異なった角度でフラッシュの光が当たっていたことを意味しています。いいかえれば、左側の写真では歯列とタブは異なった光の条件で写されていたということです。

適切な角度からの撮影で、Value Shiftの影響を防ごう！

そこで、簡単な実験をしてみました。シェード写真で好ましいと考える歯頸部2分の1に反射が現れるようにAシェードグループのタブを撮影し、Photoshopでグレースケールに変換し、LabカラーモードでL値(明度＝Value)を測ってみました(図7)。次に、A2のタブのみを4つの異なる部分(左

COLUMN

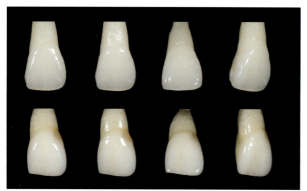

図10 Value Shiftは、天然歯でも生じます。このように、天然歯をさまざまな角度から撮影してみると……

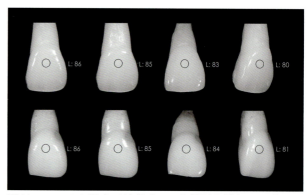

図11 ……この場合では最大で、L値が6異なってくることがわかりました。

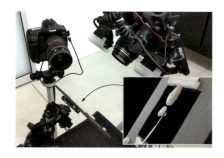

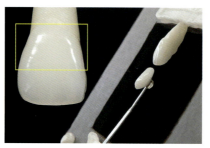

図12 抜去歯を固定し、三脚に固定したカメラとフラッシュで撮影します。
図13 図12から、天然歯の歯頸部2分の1に反射が現れる位置を見つけました。

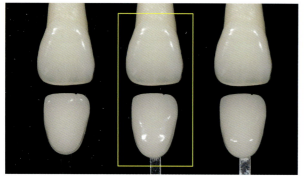

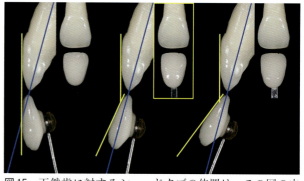

図14 天然歯とカメラの位置を変えないように注意して、シェードタブを歯に対していくつか異なる位置関係で固定して撮影し、反射の現れる部分を検証してみました。

図15 天然歯に対するシェードタブの位置は、この図の中央に示す程度が基本であると考えるようになりました。

から：歯頸部2分の1、歯頸部、切縁、近心ラインアングル）に反射が現れるように撮影し、同様にL値を測ってみたところ、同じA2タブにもかかわらず、光の当たる角度によって明度が異なって写っていることがわかりました。たとえば、切縁方向から光が当たるとL値が3、近心ラインアングルから光が当たるとL値が5、それぞれシフトしていました（図8）。私はこの現象を、「Value Shift」とよぶことにしました。このValue Shiftの値をAシェードグループの各タブのL値と比べてみると、L値3のValue Shiftの値はA2とA3の、L値5のValue ShiftはA1とA3の差と同等であることがわかります（図9）。

われわれは、日常臨床においてA1とA3、A2とA3のタブを間違えることはまずありません。しかし、フラッシュの光が当たる角度によっては、これに相当するほどのValue Shiftが起こって写っているのです。Value Shiftは、天然歯にも起こります（図10、11）。

この実験から、シェード写真撮影時における、フラッシュの光が天然歯とシェードタブに当たる角度はとても重要であることがわかります。そして、その指標となるのが、反射の現れている位置です。この実験をしてからは、歯科医師からいただいたシェード写真から比色のための写真を選ぶとき、まずは反射の位置を見るようになりまし

COLUMN

図16　①カメラと天然歯の位置関係を設定し、②シェードタブの角度を調整し、天然歯とタブともに反射が歯頸部2分の1に現れるように撮影します。

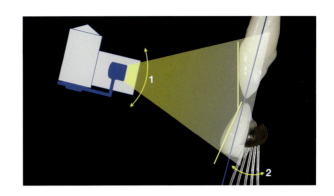

た。自分がこれまでに携わったケースを振り返ってみても、こういう事に気を配りながら撮っていませんでした。それでは、天然歯とシェードタブともに歯頸部2分の1に反射が現れるようなシェード写真はどうしたら撮れるのでしょうか。抜去歯をワックスで留めた枠を取り付け、三脚にマウントしたカメラとフラッシュで撮影し(図12)、天然歯の歯頸部2分の1に反射が現れる位置を見つけました(図13)。次に、天然歯とカメラの位置を変えないように注意して、シェードタブを歯に対していくつか異なる位置関係で固定して撮影し、反射の現れる部分を検証してみました(図14)。

私は長年、唇側面が同一平面になるような位置関係(図15中の左)が良いと思ってきましたが、これではタブの切縁に反射が出てしまいます。また、下顎に邪魔をされて図15中の右のようにタブの歯頸部が出すぎると、タブの歯頸部よりに反射が出てしまいます。なので、図15の中央のような位置関係が基本であると考えるようになりました。

臨床においては、各患者さんの歯の出具合や唇側面の形状が異なりますので、まずは数枚撮ってみて、天然歯の歯頸部2分の1に反射が出るような角度を見つけてカメラを構え、タブの切縁が天然歯の切縁と同一平面になるような位置関係を保ちながらタブの歯頸部の出具合を前後して調整し、反射が天然歯とタブともに歯頸部2分の1辺りに出るように随時カメラのモニターで反射の位置を確認しながら撮影を進めます(図16)。

タブに映った反射が切縁寄りにある場合は歯頸部を手前に出すように調整し、逆に歯頸部寄りすぎにある時は歯頸部を中に入れるように調整します。とくに、われわれは明度に対して敏感なので、Value Shiftには気をつけるようにします。この点については一緒に仕事をしている歯科医師にもお願いしています。

私のシェードテイキング　その2

執筆：瓜坂達也

はじめに：使用機材について

まずは、筆者の使用機材から紹介します。メインのシェードテイキング用カメラ(図4-2-1)は、
カメラ：EOS 5D Mark II (キヤノン)
レンズ：EF100mm F2.8Lマクロ IS USM (キヤノン)
フラッシュ：マクロツインライトMT-24EX (キヤノン、レンズの中心軸とフラッシュの中心軸が同一線上になるように設置。図4-2-2)。ブラケットは、Novoflex Uniset Flash Bracket with Adjustable Rods (Novoflex)。
ディフューザー：クッキングペーパーにて自作、をメインに使用しています。

また、サブ機(図4-2-3)として、
カメラ：EOS 8000D (キヤノン)
レンズ：SP 90mm F/2.8 Di MACRO 1：1 VC USD (タムロン)
フラッシュ：マクロツインライトMT-24EX (キヤノン) +Novoflex Uniset Flash Bracket with Adjustable Rods (Novoflex)
バウンサー：LumiQuest Pocket Bouncer (Lumi-quest)も使用します。なぜ、メインとサブを用意するかといえば、経験上、バウンサー使用で得られる画像よりも、ディフューザーだけで撮影した画像のほうが目視に近い画像が得られる一方で、長年使い続けたディフューザーによる光の入りかた(歯の表面の反射)によって色調と質感を把握することが筆者の技工の勘どころになっているためです。よって、シェードテイキング時にはかならずメイン機とサブ機のセットで撮影を行います。

1．カメラの設定

1) シャッター速度：1/200秒

シャッタースピードは1/200秒に設定します。これは手ブレを防ぐのと同時に、環境光を排除するためです。図4-2-4に、口腔内に歯科用ユニットのライトを照射して撮影した簡単な実験を示しますが、口腔内撮影を想定した絞りF22、ISO感度100の条件でシャッター速度を1/10秒とした状態では手ブレを起こしており、またライトの光が写り込んでいます。

メインで使用しているEOS 5D Mark II

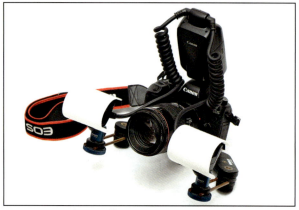

図4-2-1　メインで使用している、EOS 5D Mark II とEF100mm F2.8Lマクロ IS USM、およびマクロツインライトMT-24EX (いずれもキヤノン) のキット。フラッシュ用のブラケットはNovoflex Uniset Flash Bracket with Adjustable Rods (Novoflex)。

レンズの軸とフラッシュの軸を合わせてセット

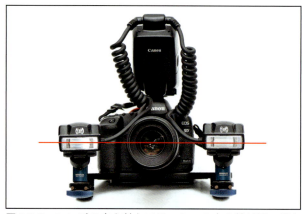

図4-2-2　レンズの中心軸とフラッシュの中心軸が同一線上になるように設置します。

サブで使用しているEOS 8000D

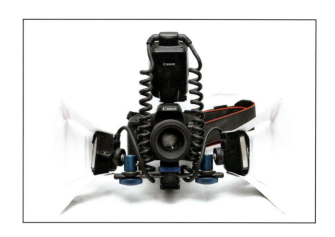

図4-2-3　サブ機として使用しているEOS 8000D（キヤノン）とSP 90mm F/2.8 Di MACRO 1：1 VC USD（タムロン）、およびマクロツインライトMT-24EX（いずれもキヤノン）のキット。ブラケットは図4-2-1と同様で、バウンサーはLumiQuest Pocket Bouncer（Lumi-quest）です。

シャッター速度を速めることで環境光の影響を排除できる

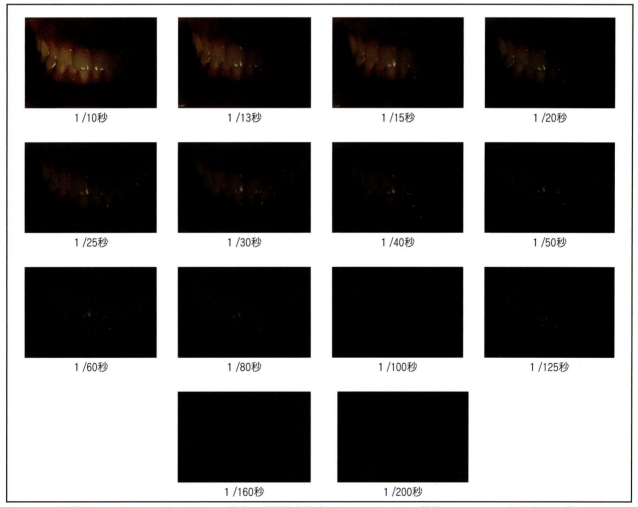

図4-2-4　歯科用ユニットのライトのもと、口腔内写真撮影を想定したISO100、F22の状態でフラッシュを発光させず、シャッター速度のみを変化させて撮影した画像。1/200秒にもなれば、歯科用ユニットのライトが点灯していたとしても画像には影響ないことがわかります（環境光の排除）。この条件でフラッシュを発光させれば、フラッシュだけの安定した光で撮影を行うことができます。

第4部 テクニック編

フラッシュ光量は固定して、被写体からの距離にあわせて絞り値を調整

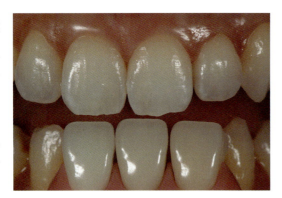

（※すべてISO100、1/200秒）

条件①
撮影倍率
1：1
被写体までの距離
0.30m
絞り
F25

条件②
撮影倍率
1：1.3
被写体までの距離
0.32m
絞り
F22

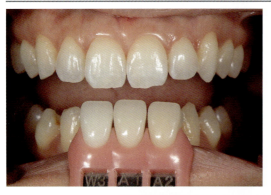 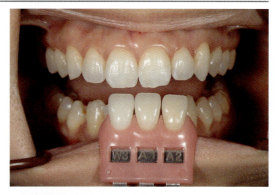

条件③
撮影倍率
1：1.5
被写体までの距離
0.34m
絞り
F20

条件④
撮影倍率
1：2
被写体までの距離
0.39m
絞り
F18

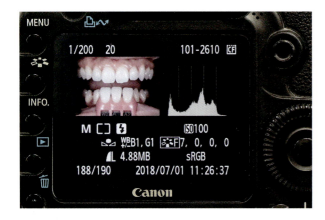

図4-2-5a　フラッシュの光量、ISO感度、シャッター速度は固定して、被写体からの距離にあわせて絞り値を調整して撮影した口腔内写真。マニュアル露出で、フラッシュ光量もマニュアルによる撮影では絞り値により、距離によって変化するフラッシュの光量に対応しています。撮影倍率が低くなれば被写界深度は深くなるため、図中の**条件④**でもピントは十分に合っています。

図4-2-5b　適正露出が得られているかどうかは、ヒストグラムを見て判断します。

1/125秒では撮影画像は暗く、ライトの影響はなくなったといえますが、わずかながら歯牙の写り込みが確認できます。さらにシャッター速度を1/200秒に上げると、撮影画像は真っ暗となり何も撮影されていません。何も写っていないということは、環境光を排除できたということになります。つまり、この状態でフラッシュを発光させれば、撮影場所や撮影時間に左右されずに純粋にフラッシュの光だけで撮影できるというわけです。こうしたことから、筆者はシャッター速度の設定は、それぞれのカメラのフラッシュ同調最高シャッター速度(EOS 5D Mark IIの場合は1/200秒。1/250秒に設定できるカメラもあります)に設定することが望ましいと思います。

2)絞り:F18〜32

F値はF18〜32に設定します。一般的に、被写界深度を深くするために絞り込んで撮影します(F値を大きくします)。筆者はその効果はもちろんですが、撮影距離が近く、画像が明るくなれば絞ってやや暗く写るようにし、また撮影距離が遠くなり画像が暗くなれば絞りを開いて明るくするというように、ヒストグラムで露出を確認しながら撮影距離と明るさに応じてF値を調整します。もちろん使用するディフューザーによってフラッシュの光量が増減しますので、あらかじめちょうど良い光量になるようにしておきます。フラッシュの光量を固定(マニュアルで1/2出力)して撮影距離を変化させ、それに応じた絞りの設定を行った例を図4-2-5に示します。ここでは、厚めのディフューザーを使用しているため絞りがやや開き気味の設定になっています。距離が離れるほど、絞りを開く必要があることがお分かりいただけると思います。

3)ISO感度:100

キメの細かい画像が欲しいことから、ISO感度は設定できる最低の感度に設定します(EOS 5D Mark IIの場合はISO100。機種によりISO200が最低感度になる場合もあります)。そして、ISO100という低

感度に設定することで、高感度にくらべ大量の光が必要となるため環境光の影響が及びにくい状態になります。

先述のとおり、シャッター速度を1/200sec、F値をF18〜F32、ISO感度をISO100に設定し、フラッシュを使用しなければ撮影できない状態にすることで環境光を排除することが期待できます。臨床では撮影場所も撮影時間もそれぞれ異なるため、口腔内撮影には環境光の影響を排除し、純粋にフラッシュ光の安定した光源によりいつでも同じ撮影を行うことが重要になります。

4)ホワイトバランス:カスタム/記録方式:Jpeg

ホワイトバランスはとても重要です。なぜなら、撮影した画像が本来の色調に近く写っていなければ、頭の中でそのズレを正常な色調に変換する必要があるためです。読者の皆さんの中にも、フィルム時代につねに頭の中での変換を強いられて苦労した方もおられるかと思います。現在のデジタル画像は、PC上で色調のズレを調整することが可能ですが、毎回調整するのは大変ですし、JPEGフォーマットや、JPEG圧縮オプションつきのTIFFフォーマットで画像の加工・保存を繰り返すと画質も劣化してしまいます。

RAWデータで撮影しておき、その後の現像時にホワイトバランスを調整することも可能ですが、筆者はその手間を避けたいので自分のカメラはあらかじめカスタムでホワイトバランスを調整しています。

調整方法はまず、カメラを実際に口腔内を撮影する設定(ここまでに示したシャッター速度や絞り、ISO感度)にします。

そしてホワイトバランスはオートにしておき、グレーカード(銀一 シルクグレーカードVer.2、銀一)を撮影します。

このグレーカードの撮影画像をマニュアルホワイトバランス画像(MWB画像)とし、カスタムホワイトバランスを設定します。その後、ホワイトバランスをマニュアルに設定し、シェードガイドを撮影し

第4部 テクニック編

カスタムホワイトバランスの設定

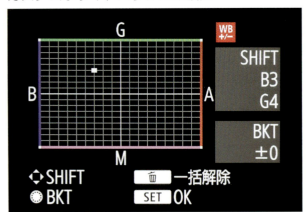

図4-2-6a　グレーカードでカスタムホワイトバランスを設定しても、カメラが生成するJpeg画像は標準的な人物撮影で好ましくなるように赤みの強いものになりがちです。そこで筆者は、G(グリーン)、B(ブルー)方向にホワイトバランスをシフトさせて、赤みを除去するようにしています。この図は、EOS 5D MarkⅡでG方向に4ステップ、B方向に3ステップシフトさせた状態です。

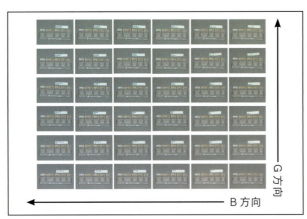

図4-2-6b　B方向に5段階、G方向に5段階の補正を1段階ずつ加えつつ、グレーカードとシェードガイドを撮影してみました。図中、右下に行くほどブルーとグリーンが弱くなっていくことがわかります。

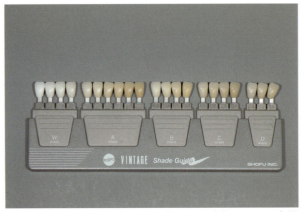

図4-2-6c　グレーカードでカスタムホワイトバランスを設定し、そのまま撮影したグレーカードとシェードガイドです。

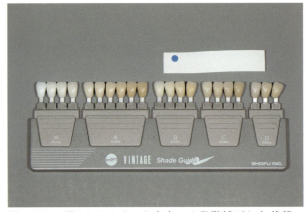

図4-2-6d　図4-2-6cから、B方向に1段階補正した状態。筆者の環境では、これが適正と判断しました。

ます。そして、手元のシェードガイドとモニターに映し出されたシェードガイド画像のズレを観察します。筆者が今までに使用してきたカメラや、人から借りたカメラでシェードガイドを撮影すると、多くの場合で撮影された画像が赤い方向にシフトしています(RAW撮影では異なります)。

そこで、この赤みを取り除くために、カメラ側のホワイトバランス補正機能を使用してB方向に1段階づつシフトさせシェードガイドを撮影、またG方向にも1段階づつシフトして撮影するというように、B側とG側の空間でシェードガイドを撮影します(図4-2-6a、b。だいたいB側、G側各5段階くらいで充分です。これ以上シフトすると、デジタルカメラの背面液晶で明らかに青や緑にシフトしているのがわかります)。その撮影画像をモニターで確認し、手元のシェードガイドと同じ色調として観察できるものを見つけ出します。そして、そのときの座標軸、たとえばB側に2段階・G側に1段階ならばそれをそのままカメラのホワイトバランス補正に設定すれば、自然な色調の画像が得られることになります

フラッシュの経年変化にも注意が必要

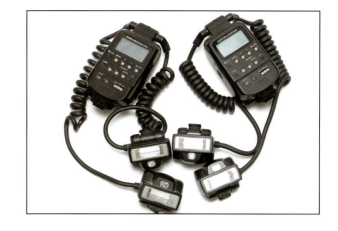

図4-2-7　2台のMT-24EXですが、左側は10年使用後、右側は1年使用後の状態です。左側は明らかに発光部が黄色く変色しています。この状態では色温度も低下していると思われますので、定期的なホワイトバランスのチェックは必須です。

カラーマネジメントに対応した液晶モニター

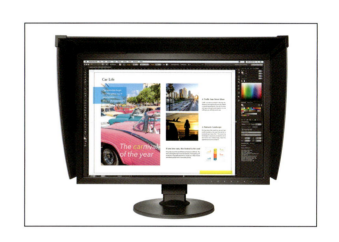

図4-2-8　ColorEdge CG2420。このような、カラーマネジメントに対応した液晶モニターを使用することでつねに画像データ本来の発色を確認することが大切だと考えています（本図はEIZO社プレス資料より引用）。

（図4-2-6c、d）。なお、この観察を行うときの条件として、観察するモニターの色温度とシェードガイドを確認するライトの色温度を合わせておくことが前提になります。

そして、ホワイトバランスを考える上ではフラッシュの経年劣化も考慮に入れておく必要があります。図4-2-7に、10年使用したフラッシュ（図中左）と1年使用したフラッシュ（図中右）を示しますが、左のフラッシュは明らかに発光面が黄色く変色しています。ディフューザーの色調も写りに影響を及ぼしますが、その根本となるフラッシュも経年的に色が変わるので、定期的なホワイトバランスのチェックは必須です。

2．正確なモニターや光源を使うことの重要性

いくら撮影機材が良くても、それを出力するモニターが正しく色を再現できなければ、正しい画像データでも意味がありません。そこで、筆者のラボのモニターにはカラーマネジメントに対応したColorEdge CG2420（EIZO）を使用しています（図4-2-8）。EIZO社のColorEdgeシリーズは、印刷業界やプロの写真家などから絶大な信頼を得ている製品です。ColorEdgeのシリーズの中でも、CGシリーズはキャリブレーションセンサーを内蔵しており面倒なキャリブレーション作業が自動で行われるた

第4部 テクニック編

色評価用LEDスタンド

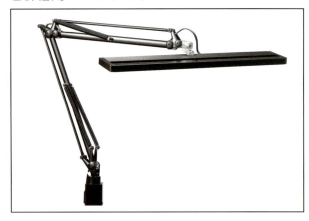

図4-2-9　Z-80PRO2-EIZO。印刷の基準となる色温度5,000K、平均演色評価数Ra97のLED光源を採用しています（本図はEIZO社プレス資料より引用）。

通常のデスクライトと色評価用LEDスタンドの演色性の違い

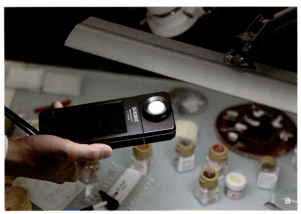
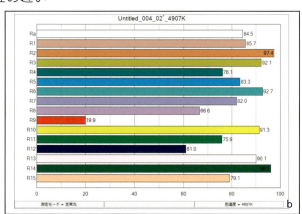

図4-2-10a、b　通常のデスクライトの光を分光色彩照度計で測定し、演色性を求めました。R1からR15までのばらつきが大きく、とくに鮮やかな赤色の見えかたに影響するR9の数値が低いことがわかりました。

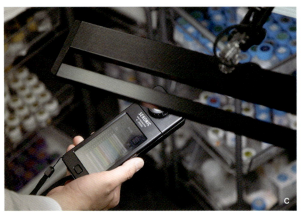
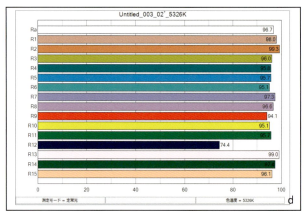

図4-2-10c、d　Z-80の光を分光色彩照度計で測定し、演色性を求めました。R1からR15までのばらつきは少なく、カラーマッチングに適した自然光に近い照明環境が得られることがわかりました。

め、導入時に初期設定さえしてしまえば後は定期的に、自動でキャリブレーションが行われるので非常に便利です。

また、モニターに加え、手元のシェードガイドやセラミッククラウンを観察するための光源として、筆者のラボのデスクライトにはZ-80PRO2-EIZO

照明の色温度とモニターの色温度を合わせることで正確な観察を実現

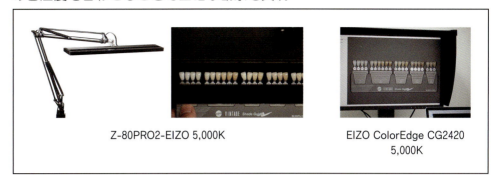

図4-2-11 筆者の環境では、Z-80による色温度5,000Kの光と、同じく5,000Kに設定したモニターがイコールで結ばれるため、モニターに映し出されたシェードガイドと手元のシェードガイドをほぼ同じ色調で観察することができます。

目標歯とシェードガイドはかならず同一平面上に揃えて撮影する

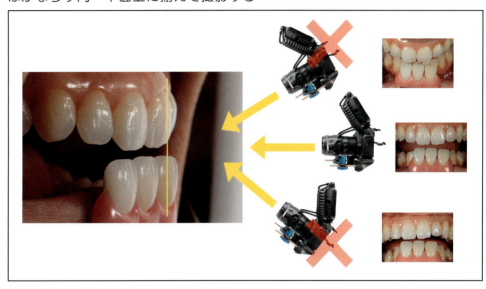

図4-2-12 目標歯とシェードガイドはかならず同一平面上に揃えて写真撮影します。ここにズレが生じると、カメラ（フラッシュ）に対して手前に位置するものが明るく写り、反対に奥にあるものが暗く写ってしまい比較できなくなってしまうためです。

（EIZO，山田照明。以下、Z-80）を使用しています（図4-2-9）。通常のデスクライトとZ-80の演色性（色の見えかたの太陽光との比較）について、分光色彩照度計スペクトロマスターC-7000（セコニック）で測定した結果を図4-2-10に示しますが、Z-80では15種類の波長で高いレベルの演色性が得られるのに対し、通常のデスクライトではかなりのばらつきがあります。とくに、R9として示される赤色の演色性が絶望的な数値です。この比較から、Z-80をはじめとする演色性の高い照明器具を使用することの大切さがお分かりいただけるかと思います。

筆者の環境では、Z-80による色温度5,000Kの光と、同じく5,000Kに設定したモニターがイコールで結ばれるため、モニターに映し出されたシェードガイドと手元のシェードガイドをほぼ同じ色調で観察することができます（図4-2-11）。つまり、手元にあるシェードガイドをZ-80の照明下で観察し、それをB側とG側の座標で撮影したシェードガイドの画像をモニターに表示させ、同じ条件で観察することができます。

こうしたセッティングが行えていれば、ホワイトバランスを探し出すのはもちろんのこと、臨床技工で手元のシェードガイドとモニター上のシェードガイドが同じ色調に見えるため直感的にポーセレンパウダーの選択やステインの調色などストレスを感じることがありません。

第4部 テクニック編

シェードガイドの番手が写り込んだ写真が絶対に必要

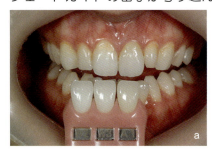
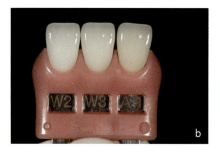

図4-2-13a、b　シェードテイキングには、かならずシェードタブの番手を写しこんだ画像が必要になります（a）。また、写し込むのを忘れた、あるいは画面に入り切らなかった場合の「保険」として、使用したシェードタブだけの写真を口腔外で別に撮影しておくのも一案です（b）。

目標歯とシェードタブは画面の中央に位置づけて撮影

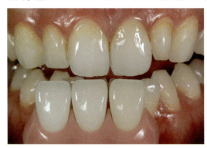

図4-2-14　フラッシュの光が均等に当たるように、目標歯とシェードタブは画面の中央に位置づけた写真も撮影しておきます。

歯面への反射からフラッシュの当たりかたを確認

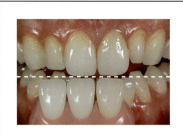
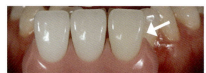
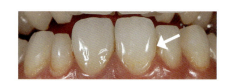

図4-2-15　撮影後、目標天然歯とシェードガイドの間に架空の線を引きその線を境に上下の画像を観察します。同じ位置にフラッシュの反射があれば、目標天然歯とシェードガイドに同等のフラッシュが照射されたことが分かり、信頼性の高いシェードテイク画像であることの証となります。

3. シェードテイクの流れと注意点

1）シェードガイドの位置付けと構図

　まず、目標歯とシェードガイドはかならず同一平面上に揃えて写真撮影を行います（図4-2-12）。ここにズレが生じると、カメラ（フラッシュ）に対して手前に位置するものが明るく写り、反対に奥にあるものが暗く写ってしまい比較できなくなってしまうためです。

　この同一平面上というのはなかなか難しく、撮影者がカメラを片手に持ち、反対の手でシェードガイドを持つことになりますが、片手での撮影はピントや構図のズレが生じる可能性が高く、またデジタル一眼レフカメラは重いものが多いのであまりお勧めできません。アシストをしていただける人にシェードガイドを持ってもらうほうが、撮影に集中できます。

　また、上下の歯が噛んでいる状態ではシェードガイドを同一平面上に置くことはできないので、上下の歯牙を噛み合わせずに少し口を開いた状態でシェードガイドを合わせます。

　ファインダーを覗いた先が光軸なので、均等に光

私のシェードテイキング その2

支台歯のシェードテイキングにはポーセレンタブも使用

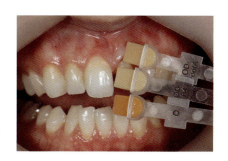

図4-2-16 歯頸部付近のキャラクターの把握にはポーセレンタブを使用し参考にします。

オールセラミックスでは支台歯のシェードテイキングも

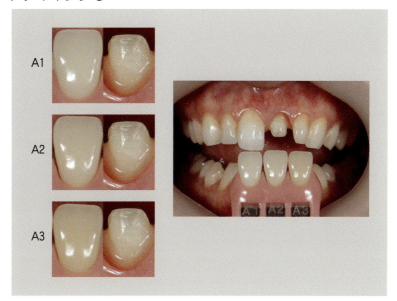

図4-2-17 オールセラミック修復では支台歯の色調がクラウンに及ぼす影響が大きいため、支台歯のシェードテイクも行います。この症例の場合、A2がもっとも近いようでした。

が照射されるようにカメラの傾きに注意します。

シェードテイキングには、かならずシェードタブの番手を写しこんだ画像が必要になります。あらかじめガミー(松風)に差し込んだままの状態を撮影しておくと安心です(図4-2-13b)。

構図は、目標歯とシェードガイドを画面の中央に位置づけます(図4-2-14)。これにより、サイドフラッシュの光が上下左右から均等に照射されます(レンズの中心軸とフラッシュの中心軸が同じため)。

2) フラッシュ光が適切に当たっているか否かの確認

撮影後、目標天然歯とシェードガイドの間に架空の線を引きその線を境に上下の画像を観察します(図4-2-15)。同じ位置にフラッシュの反射があれば、目標天然歯とシェードガイドに同等のフラッシュが照射されたことが分かり、信頼性の高いシェードテイク画像であることの証となります。なお、歯頸部付近のキャラクターの把握にはポーセレンタブ(ヴィンテージ カラーインジケーター、松風)を使用し参考にします(図4-2-16)。

3) 支台歯のシェードテイキングと疑似支台歯模型の製作

さらに、オールセラミック修復では支台歯の色調がクラウンに及ぼす影響が大きいため、支台歯のシェードテイクも行います。図4-2-17に示す支台歯の色はだいたいA2程度の色調なので、擬似支台歯色は松風ダイカラーワックス(松風)のA2を使用します。その後、支台歯のシェードテイク画像を参考に

第 4 部 テクニック編

疑似支台歯模型の製作

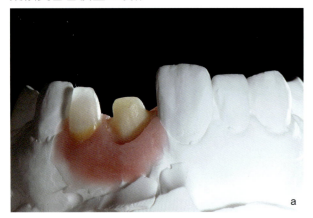

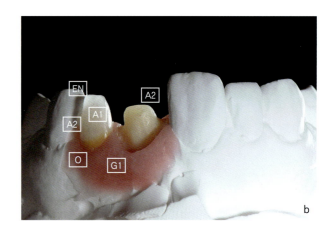

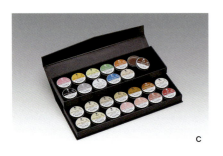

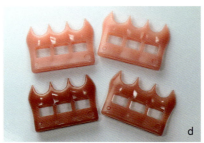

図4-2-18a〜d　ダイカラーワックスセット(c)で支台歯模型を製作しました(a、b)。表面にエナメル色、切端部の象牙質部分にA1、中央部から歯頚部にA2、着色部にオレンジを、歯肉部分はNo.1のガミー(d)を使用したので、G1を使用します。

擬似歯周組織模型を製作します。側切歯はラミネートベニアになる予定なので、とくに注意して製作を行います。表面にエナメル色、切端部の象牙質部分にA1、中央部から歯頚部にA2、着色部にオレンジを、歯肉部分はNo.1のガミーを使用したので、G1を使用します（図4-2-18）。

4）パソコン上での画像合成によるシェード判別

その後、プレゼンテーションソフトウェアのKeynote（Apple）上で画像処理を施します。各シェードガイドを目標天然歯の上にトリミング後ペーストし、そして色対比画像と明暗対比画像を製作します（図4-2-19）。

この症例の場合、明暗対比画像からは中央部切端寄りの明度はヴィンテージシェードガイド（松風）のW2と同じに見え、中央部歯頚寄りの明度はW3と同じに見えます。歯頚部の明度はA1と同じに見えることから、このシェードガイドの選択はこの目標天然歯にとって最適な選択でした。

築盛レシピは、W2を基本に歯頚部の色調を工夫します。具体的には、焼き付け用陶材は有彩色のパウダーやステインを加えると明度が低下することから、W2を基本にシェードタブのOD-B4のような彩度を加えることにより、A1程度に明度が落ち着くようにコントロールします。

5）模型上での完成

模型上での完成時の状態を図4-2-20に示します。左側中切歯のジルコニアフレームワークには松風ディスク ZR-SS カラードのピーチライトを用い、陶材はヴィンテージ ZR（いずれも松風）を築盛しました。また、左側側切歯は無形成（ノンプレップ）のポーセレンラミネートベニアをヴィンテージ LD（松風）で製作しました。排列はシンメトリーではなく、やや前方に出しましたが、違和感のない仕上がりだと思います。

私のシェードテイキング その2

パソコン上での画像合成によるシェード判別

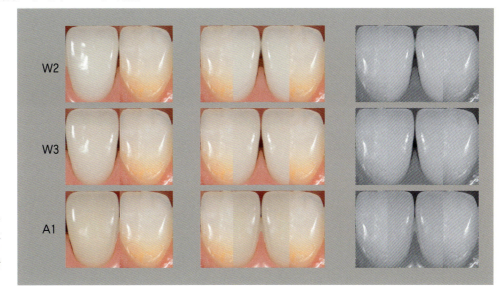

図4-2-19a　プレゼンテーション用ソフトウェア上で、目標天然歯の上にトリミング後ペーストし、色対比画像を作成します。

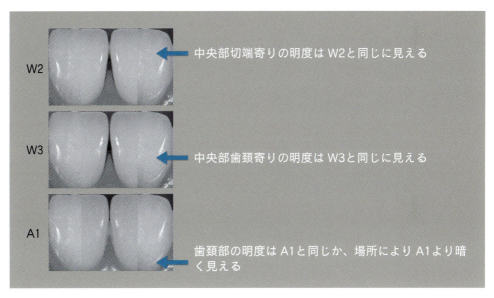

図4-2-19b　同時に、明暗対比画像も作成します。この症例の場合、明暗対比画像からは中央部切端寄りの明度はヴィンテージシェードガイド(松風)のW2と同じに見え、中央部歯頸寄りの明度はW3と同じに見えます。歯頸部の明度はA1と同じに見えることから、このシェードガイドの選択はこの目標天然歯にとって最適な選択でした。

← 中央部切端寄りの明度はW2と同じに見える

← 中央部歯頸寄りの明度はW3と同じに見える

← 歯頸部の明度はA1と同じか、場所によりA1より暗く見える

模型上での完成時

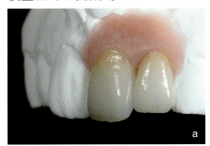
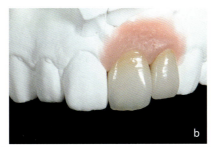
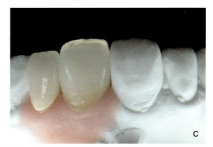

図4-2-20a〜c　模型上での完成時です。排列はシンメトリーではなく、やや前方に出しましたが、違和感のない仕上がりだと思います。

第4部 テクニック編

模型上での完成時（続き）

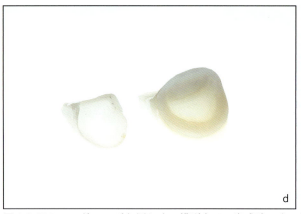
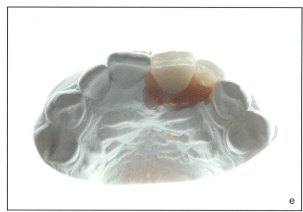

図4-2-20d、e　前ページと同じく、模型上での完成時です。透過光でも撮影してみました。

口腔内装着直後

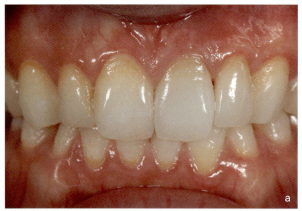
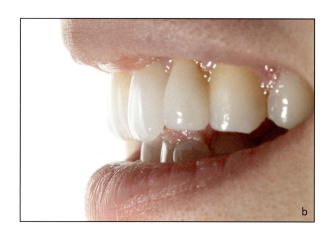

図4-2-21a、b　口腔内装着直後です。

口腔内装着1週間後

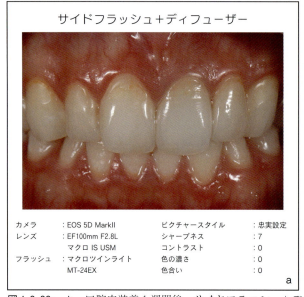

サイドフラッシュ＋ディフューザー

カメラ	: EOS 5D MarkII	ピクチャースタイル	: 忠実設定
レンズ	: EF100mm F2.8L マクロ IS USM	シャープネス	: 7
		コントラスト	: 0
フラッシュ	: マクロツインライト MT-24EX	色の濃さ	: 0
		色合い	: 0

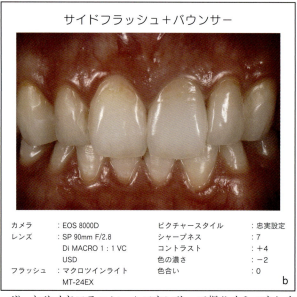

サイドフラッシュ＋バウンサー

カメラ	: EOS 8000D	ピクチャースタイル	: 忠実設定
レンズ	: SP 90mm F/2.8 Di MACRO 1:1 VC USD	シャープネス	: 7
		コントラスト	: +4
フラッシュ	: マクロツインライト MT-24EX	色の濃さ	: -2
		色合い	: 0

図4-2-22a、b　口腔内装着1週間後、サイドフラッシュ＋ディフューザーとサイドフラッシュ＋バウンサーで撮りくらべをしました。キヤノンのピクチャースタイルの違いもありますが、レンズとフラッシュの違いでかなり異なった表現になっていると思います。

私のシェードテイキング その2

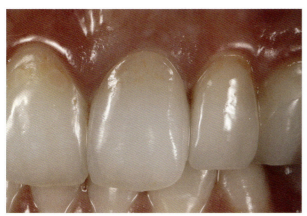

図4-2-23　装着後1週間で、歯間乳頭の成長が見られます。

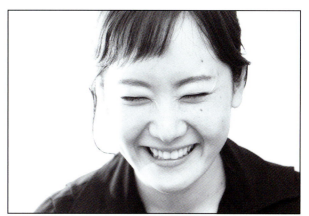

図4-2-24　患者の顔貌にも自然に調和することができました。

6）口腔内装着

図4-2-21に、口腔内装着直後の状況を示します。右側天然歯はに乾燥がみられます。歯頸部のオレンジの着色は完全に模倣するのではなく、雰囲気を合わせる程度に控えめに再現しました（担当歯科医師：西川 肇力先生〔梅田クローバー歯科〕）。また、装着1週間後の状況を図4-2-22〜4-2-24に示します。

おわりに

院内技工室にて勤務していた頃、シェード合わせが必要な症例はすべて筆者が撮影していました。その頃は、口腔内撮影の仕方をだれにも教わることができず、ミスショットを繰り返しながら信頼できる画像を得るために試行錯誤していました。

今現在、筆者の歯科技工所の臨床技工では自ら写真撮影に出かけることはめっきり減り、かわりに各クリニックから送られてくる撮影データで補綴物を製作しています。

その撮影データはとてもクオリティが高く、今まで何千回とシャッターボタンを押してきた経験から、クオリティの高い画像の有り難みを身に染みて感じています。

歯科臨床は、患者のニーズや求められる色調の具体的情報をいかに精度高く収集しチェアサイドと共有するかが成功の鍵となります。そのため、口腔内を撮影するための知識は必要不可欠だと思います。今回の本項「私のシェードテイキング」は、筆者が臨床技工の中で培ってきたものです。少しでも皆さんの臨床の手助けになることを願っております。

参考文献

第1部　第1章

1．城一夫(編著)．徹底図解 色のしくみ．東京：新星出版社，2009．

第2部　第2、3章

1．眞田浩一，月星光博．改訂版　撮る・見る・見せる　デジタル口腔内写真．東京：クインテッセンス出版，2005．

2．飯田しのぶ，山口志穂．だれでもバッチリ撮れる！　口腔内写真撮影．東京：クインテッセンス出版，2008．

3．須呂剛士．成功例・失敗例で学ぶ　規格性のある口腔内写真撮影講座．東京：クインテッセンス出版，2018．

第4部　私のシェードテイキング その1

1．相羽直樹．臨床家にきく、カメラ・写真とのつきあいかた My Shooting Style #12. QDT 2015；40(12)：129-139.

2．相羽直樹．DENTSCAPE —Dental Photography for Dentist-Laboratory Communication—(後編)．歯科技工 2009；37(5)：574-592.

3．浅野正司，山本眞．Optimal Tooth Shade Verification Technique —ShadeEyeデータはわれわれに何を教えてくれたか—(第一章)．QDT 2002；27(4)；26-53.

4．山本眞．カラーアトラス ザ・メタルセラミックス．東京：クインテッセンス出版，1982．

かぎりなく100%に近い表面反射
ウルトラブライトデンタルミラー

標準価格 各 14,000 円 (税別)

咬合面用	舌側用	頬側用
No.17	No.14	No.16

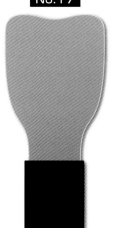

1番人気のモデルはこちら！

※グリップカラーは6種類の中から選べます
クリア / 青 / 緑 / 橙 / 赤 / 黒

- 革新的なミラーコーティング技術「ウルトラブライトコーティング」により、限りなく100％に近い反射を実現
- 実写との区別がつかないほど鮮やかに写る
- ガラス製でゆがみに強く、耐熱性に優れている
- 撮影中に患者様の負担を軽減できる特徴ある形状

No.	サイズ	種類
NO.11	小児サイズ 55mm 幅	咬合面用
NO.12	大人サイズ 65mm 幅	咬合面用
NO.13	大人サイズ 70mm 幅	咬合面用
NO.14	40mm 幅 右左側使用可能	舌側用
NO.15	40mm 幅	頬側用
NO.16	40mm 幅	頬側用
NO.17	大人サイズ 75mm 幅	咬合面用

医療機器届出番号 ： 27B1X00130000003

不要な部分を隠し、より情報量の多い写真に
コントラスター

※コントラスターはセット販売につき単品販売はできません
※グリップカラーはサイズ区別のため変更できません
　洗浄滅菌後もサイズに合ったグリップをはめてお使いください

● オクルーザルコントラスターセット（4本入り）
標準価格 21,000 円（税別）

No.（グリップカラー）	サイズ
NO.35（黒）	50mm
NO.36（赤）	55mm
NO.37（青）	62mm
NO.38（緑）	65mm

オクルーザル コントラスター
被写体のアーチに沿って配置することで口唇や鼻腔などの不要な個所を隠します

医療機器届出番号 ： 27B1X00130000010

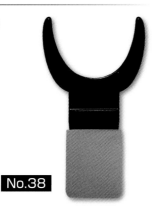
No.38

● アンテリアコントラスターセット（3本入り）
標準価格 16,000 円（税別）

No.（グリップカラー）	サイズ
NO.30（緑）	50mm
NO.31（橙）	55mm
NO.32（赤）	62mm

アンテリア コントラスター
前歯部の背面に配置しバックを黒くすることで形態や色調をより正確に写しだします

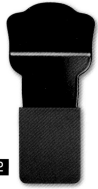
No.32

ウルトラブライトデンタルミラー専用ラック
ミラーラック DT

標準価格 24,000 円（税別）

- 5本までのミラー収容
- ステンレス製でオートクレーブにも対応
- シリコンチューブが各所を保護（チューブは交換可能）
- 両サイド、下部4箇所のバンパーが、滑り出しや小型ミラーの落下を防止

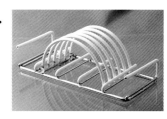
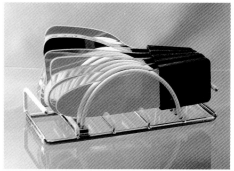

販売元
デンタルテクニカ

〒567-0031　大阪府茨木市春日 1-1-1-2F
TEL　072-621-0884　FAX　072-621-0844

! デモ機・カタログ有ります　お気軽にお問合せください
ご購入はご利用の材料店にお問わせください。
別冊 QDT を見たとお伝えいただければ粗品進呈！

デンタルテクニカ　検索

クインテッセンス出版の書籍・雑誌は、歯学書専用
通販サイト『歯学書.COM』にてご購入いただけます。

PCからのアクセスは…
歯学書 検索

携帯電話からのアクセスは…
QRコードからモバイルサイトへ

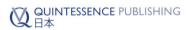

QDT別冊　デジタル対応で学ぶ！　歯科医師・歯科技工士必携
シェードテイキング超入門

2018年9月10日　第1版第1刷発行

監　　修　　小田中康裕
　　　　　　　おだなかやすひろ

執　　筆　　相羽直樹/青島徹児/伊藤竜馬/
　　　　　　あいばなおき　あおしまてつじ　いとうりゅうま
　　　　　　岩崎智幸/瓜坂達也/小田中康裕
　　　　　　いわさきともゆき　うりさかたつや　おだなかやすひろ

発 行 人　　北峯康充

発 行 所　　クインテッセンス出版株式会社
　　　　　　東京都文京区本郷3丁目2番6号　〒113-0033
　　　　　　クイントハウスビル　電話(03)5842-2270(代表)
　　　　　　　　　　　　　　　　　(03)5842-2272(営業部)
　　　　　　　　　　　　　　　　　(03)5842-2277(編集部)
　　　　　　web page address　http://www.quint-j.co.jp/

印刷・製本　サン美術印刷株式会社

©2018　クインテッセンス出版株式会社　　禁無断転載・複写
Printed in Japan　　　　　　　　　　　　落丁本・乱丁本はお取り替えします
ISBN978-4-7812-0644-8　C3047　　　　　定価は表紙に表示してあります